KB215366

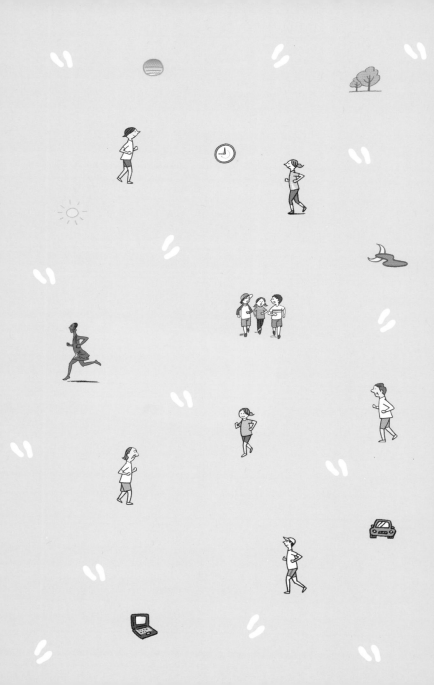

슬로 조깅

천천히 달리는 것만으로 몸과 뇌가 건강해진다!

슬로 조깅

다나카 히로아키 지음 | 홍성민 옮김

레몬한스푼

슬로 조깅

1판 1쇄 2025년 6월 12일

지은이 다나카 히로아키
옮긴이 홍성민

기획·편집 서영조   디자인 레이첼   마케팅 용상철
인쇄·제작 도담프린팅   종이 아이피피(IPP)

펴낸이 유경희   펴낸곳 레몬한스푼
출판등록 2021년 4월 23일 제2022-000004호
주소 35353 대전광역시 서구 도안동로 234, 316동 203호
전화 042-542-6567   팩스 042-718-7989   이메일 bababooks1@naver.com
인스타그램 bababooks2020.official
ISBN 979-11-989363-6-3   03510

* 잘못된 책은 구입하신 곳에서 바꾸어 드립니다.

레몬한스푼은 도서출판 바바의 출판 브랜드입니다.

"슬로 조깅이란
상상 이상으로 천천히 달리는 운동입니다.
즐겁게 웃는 얼굴로 달리다 보면
놀라울 정도의 체력이 길러지고
몸과 마음이 건강해집니다."

- 다나카 히로아키

정라혜 한국슬로우조깅협회 대표

"걸을 수 있다면 달릴 수 있다!"

2015년 겨울, 슬로 조깅이라는 낯선 운동을 만나러 일본 후쿠오카대학으로 갔습니다. 슬로 조깅의 창시자인 다나카 히로아키 교수님은 작은 체구에 트레이닝복 차림으로 양손에 세 개의 러닝 워치를 차고 반갑게 나를 맞아 주셨습니다. 그 만남 이후 슬로 조깅은 내 삶을 바꿔 놓았습니다.

내가 만난 슬로 조깅은 남녀노소 누구나 부담 없이 생활 속에서 할 수 있는 가장 쉬운 운동입니다. 체력과

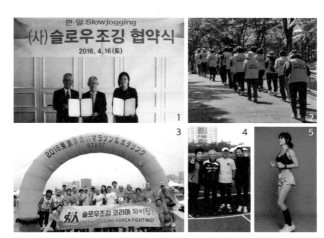

1 한일 슬로우조깅 협약식 2 광주 슬로 조깅 동호회 3 도쿄 유메마이 마라톤에 참가한 한국의 슬로 조거들 4 다나카 히로아키 교수와 정라혜 대표 5 슬로 조깅 자세

나이에 상관없이 자신에게 맞는 속도로 천천히 달리면 됩니다. 시간이 없으면 나눠서 해도 되고, 부담스러운 비용을 지불할 필요가 없으며, 체중 감량에 탁월하고 근육량을 빠르게 늘려 줍니다. 100세 시대를 살아갈 우리가 곁에 둬야 할 친구 같은 운동입니다.

2016년 4월, 일본슬로우조깅협회를 만드신 다나카 교수님과 함께 '한일 슬로우조깅 협약식'을 진행했고, 이어서 한국슬로우조깅협회를 발족했습니다. 그리고 슬로 조깅의 국내 보급을 위한 노력을 시작했습니다. 노인대학, 복지관, 병원, 건강 관련 컨퍼런스(세계 당뇨의 날 행사, 국제 항노화 엑스포 등), 체육대학 워크숍, 걷기동호인 모임 등을 찾아 슬로 조깅을 알렸습니다. 그런 노력 덕에 슬로 조깅이 서서히 알려지기 시작했습니다. 부산바다마라톤, 기장바다마라톤, 거제시장배 섬꽃 전국 마라톤, 일본 키야마라톤, 도쿄유메마이마라톤 등의 슬로 조깅 종목에 많은 시민들이 참여하기도 했습니다.

평생 자신을 돌보지 못하고 살아온 사람들, 운동에서 소외된 채 살아온 사람들에게 슬로 조깅을 소개했습니다. 그렇게 8년 넘는 시간 동안 3만 명이 넘는 사람들에게 슬로 조깅을 알릴 수 있었습니다. 그러던 2024년, 몇몇 TV 프로그램에서 슬로 조깅을 소개하면서 슬로 조깅 인구가 폭발적으로 늘기 시작했습니다.

현재 국내 슬로 조거들은 개인 단위나 소규모 동호회 차원으로 운동하고 있습니다. 전국 각지의 보건소나 복지관, 문화센터 등에서 슬로 조깅 교실을 열어 더 많은 시민들에게 슬로 조깅을 보급했으면 합니다. 한국슬로

우조깅협회는 전국 각 지역에서 슬로 조깅 교실을 점점 확산해 나가고 있으며, 슬로 조깅을 더 안전하고 정확하게 지도할 수 있는 전문가 양성에 힘쓰고 있습니다. 시니어 슬로 조깅 마라톤 행사도 개최하고 있습니다.

한국슬로우조깅협회는 앞으로도 슬로 조깅 보급에 힘쓰며 소외된 지역과 시민들을 위해 많은 활동을 추진할 생각입니다. 어르신부터 어린이까지 남녀노소가 참여하는 대규모 슬로 조깅 행사를 개최하는 것이 꿈입니다. 경쟁 없는 슬로 조깅 마라톤과 다양한 부대 행사로 몸과 마음을 치유할 수 있는 자리를 만들고 싶습니다.

슬로 조깅은 느리지만 그 어떤 운동보다 빠르게 우리 건강을 향상시켜 줍니다. 운동이 어렵고 힘들었던 분들에게 희망이 될 슬로 조깅! 행복한 삶으로 가는 첫걸음이 될 것입니다.

한국슬로우조깅협회 https://www.slowjoggingkorea.com/

이재동 교수, 가톨릭대학교 은평성모병원 가정의학과

심혈관 질환 예방부터 우울증 예방까지, 수많은 건강상 이점을 지닌 슬로 조깅

슬로 조깅은 일반 조깅의 절반 속도인 시속 4~8km로 달리는 운동이며, 좁은 보폭으로 천천히 달리는 것을 의미합니다.

슬로 조깅은 여러 가지 건강상의 이점이 있습니다. 지속적인 지방 연소를 돕기 때문에 체중 관리에 탁월한 효과가 있고, 천천히 달리기 때문에 부상의 위험이 적습니다.

우리 몸은 저강도 운동을 할 때 주로 지방을 에너지원으로 사용합니다. 슬로 조깅도 저강도 운동에 속하기 때문에 체지방을 에너지로 활용하면서 지방을 효과적으로 줄여 줍니다. 그리고 강도가 높은 운동이 아니어서 무릎과 발목, 허리에 가해지는 부담이 적습니다. 따라서 중년층 이상이거나 관절 건강이 약해진 분들에게

특히 추천할 수 있는 운동입니다.

규칙적인 슬로 조깅은 심장 기능을 강화하고 폐활량을 증가시킬 뿐 아니라, 혈액 순환을 원활하게 하면서 혈당 조절 능력을 향상시켜 고혈압, 고지혈증 같은 심혈관 질환의 예방에도 도움이 됩니다.

또한 슬로 조깅은 뇌 기능과 정신 건강 향상에도 도움을 줍니다. 운동 중 엔도르핀 분비를 촉진하여 스트레스 해소에 효과적이고, 행복 호르몬으로 알려진 세로토닌의 분비를 촉진하여 우울증 예방 및 기분 전환에 도움을 줍니다. 그리고 뇌 유래 신경 영양 인자(BDNF) 증가를 통해 기억력 및 집중력 향상에도 도움을 줍니다.

슬로 조깅으로 새 삶을 찾은 사람들

70평생 달리기는 생각도 못 한 분이 하루 8㎞를 달리고 여러 지병에서 벗어나는 것을 보면, 슬로 조깅은 희망이자 기적이라는 생각이 듭니다. 나이가 들어 가면 무조건 병이 들고 아프다는 고정관념을 깨고 슬로 조깅을 통해 새로운 인생을 시작하는 사람들이 늘고 있습니다. 그중 몇 명을 만나 봅니다.

40대 후반 | 고경도 씨

고경도 씨는 잦은 음주와 운동 부족으로 몸무게가 100㎏에 육박할 정도로 늘어나고 복부 비만이 매우 심했습니다. 고혈압에 부정맥, 당뇨 전단계 판정까지 받았습니다. 더 이상 이렇게 살면 안 되겠다는 생각에 거의 매일 마시던 술을 끊고 슬로 조깅을 시작했습니다. 간헐적 단식이나 걷기로 다이어트를 시도한 적이 있지만 실패했었습니다. 슬로 조깅은 매일 한 시간씩 6개월간 꾸준히 했습니다. 그 결과, 몸무게가 98㎏에서 81㎏까지 17㎏이나 줄었습니다. 전신에 근육도 많이 생겼습니다. 건강하게 다이어트에 성공한 고경도 씨는 평생 슬로 조깅으로 건강을 지키려 합니다.

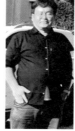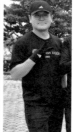

한눈에도 무척 마르고 약해 보였던 안정숙 씨는 용기를 내어 슬로 조깅 주법을 배운 후 매일 슬로 조깅을 하기 시작했습니다. 처음에는 하루 2㎞, 20분을 겨우 달렸지만, 3개월이 지난 후부터는 체력이 놀라울 정도로 향상되어 매일 8~10㎞를 달리고 있습니다. 허리 수술 후유증으로 심했던 통증도 거의 사라졌습니다. 이제 슬로 조깅과 함께 건강한 100세를 바라보고 있습니다.

정정기 씨는 당뇨병, 만성피로, 복부 비만, 근감소증, 무릎 관절 통증에 오랫동안 시달려 왔습니다. 그런데 매일 20~30분 슬로 조깅을 습관화해 1년 만에 체중을 8㎏ 감량했고, 복용하던 약도 다 끊을 수 있었습니다. 요즘은 5㎞ 마라톤, 10㎞ 마라톤, 한라산 등반까지, 예전엔 엄두도 못 냈던 일들을 해내며 그 어느 때보다 활기찬 삶을 살고 있습니다.

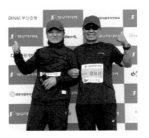

건강하고 멋지게 나이 들게 해 주는 마술 같은 운동 슬로 조깅. 여러분도 슬로 조깅으로 나이에 주눅 들지 말고, 체력에 포기하지 말고 빛나는 인생을 만들기를 응원합니다.

정라혜 한국슬로우조깅협회 대표

'몸과 마음 모두 건강해지고 싶다.', '건강에 운동은 어떤 의미를 지니고 있을까?', '어느 정도의 강도로, 얼마나 운동을 해야 좋을까?' 저는 이런 소박한 궁금증들의 답을 찾고 싶어서 오랫동안 연구에 몰두해 왔습니다.

 연구하면서 차츰 알게 된 사실이 있습니다. 매일 30분에서 1시간 정도 '웃는 얼굴을 유지할 수 있는' 정도의 가벼운 운동을 하면 마치 '만병통치약'처럼 여러 효과를 발휘한다는 것입니다. 그 대표적인 운동이 바로 '슬로 조깅(slow jogging)'입니다.

우리 연구팀은 이 가벼운 운동을 '싱글벙글 속도 운동'이라 칭하고, 많은 사람들에게 알려 왔습니다. 하지만 일반적으로는 고강도 운동을 해야 신체가 단련된다고 생각했기 때문에, 사람들은 좀처럼 우리의 이야기를 믿지 않았습니다.

생활습관병이 만연하기 시작한 1980년대 말, 일본 후생노동성은 국민에게 널리 운동을 장려하기 위해서 건강 유지의 기준이 되는 운동 소요량을 발표했습니다 (1989년). 이 발표는 우리 연구팀의 연구 성과를 기반으로 한 것이었습니다.

1995년에는 미국 스포츠의학회가 우리 연구팀이 주장하는 '저강도 운동(싱글벙글 속도 운동)의 효능'을 인정해 성명문에 기재했습니다. 그래서 비로소 가벼운 강도의 운동이 효능이 있다는 사실이 전문가들 사이에서 상식이 되었습니다.

이후 싱글벙글 속도 운동이 많은 질병의 예방과 치료에 효과가 있다는 것이 과학적으로 입증되면서 이 이론에 대한 연구 성과가 쌓여 오고 있습니다.

그러던 중 2009년 NHK의 생활정보 프로그램 〈타메

시테 갓텐(ためしてガッテン: 해 보고 납득))에서 슬로 조깅에 대한 내용을 다뤘습니다. 방송은 놀라울 정도로 큰 반향을 일으켰고, 많은 이들로부터 전화와 편지, 이메일을 받았습니다. 일본 북쪽의 홋카이도부터 남쪽 끝의 오키나와까지 강연 요청이 들어왔고, 몇몇 의학회에서도 강연을 했습니다.

저는 강연회에서 "달리기를 싫어하는 분 계십니까?"라는 질문을 꼭 합니다. 달리기가 싫다는 분들에게 그 이유를 물어보면 대부분이 "힘들어서요."라고 대답합니다. 그러면 저는 "힘들지 않게 천천히 달려 보세요."라고 당부합니다.

그러나 그분들을 실제로 달리게 하면 대부분 너무 빠른 속도로 달립니다. 지금까지 천천히 달려 본 경험이 없기 때문이지요. 그 후, 숨이 차지 않는 슬로 조깅을 체험하면 모두의 눈이 빛나기 시작합니다.

슬로 조깅이란 상상 이상으로 천천히 달리는 운동입니다. 즐겁게 웃는 얼굴로 달리다 보면 놀라울 정도의 체력이 길러지고 몸과 마음이 건강해집니다.

이 책은 달리기 경험이 없는 사람들에게 가능한 한

알기 쉽게 슬로 조깅 방법을 소개하는 것이 목적입니다. 이 책을 읽고, 당장 오늘부터 천천히 달리며 건강을 찾아 봅시다.

CHAPTER 1 | 슬로 조깅 방법
슬로 조깅, 어떻게 하는 걸까?

CHAPTER
2 | 슬로 조깅의 효과
내 몸과 뇌가 이렇게 달라진다

CHAPTER
3 | 슬로 조깅 FAQ
슬로 조깅에 대해 궁금한 모든 것

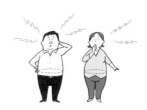

CHAPTER

1

슬로 조깅 방법

슬로 조깅, 어떻게 하는 걸까?

'건강에 관심은 있지만 운동은 잘 못한다.'
'학교 졸업 후에는 운동을 한 적이 거의 없다.'
그런 사람에게 딱 맞는 운동이 '슬로 조깅'입니다.
먼저, 천천히 달리는 요령을 익히면 됩니다.

오늘부터
'천천히, 가볍게' 달리자!

'조깅'은 원래 '천천히 달리는 것'을 가리킵니다. 그런데 보기에는 천천히 달리는 것 같아도 심장박동이 빨라지고 숨이 거칠어지는 사람이 적지 않지요. 즉, 격렬한 운동이 되어 버리는 경우가 많습니다.

적당한 달리기는 건강을 위한 훌륭한 운동입니다. 그런데 천천히 달리고 있다고 생각한 조깅이 격렬한 운동, 즉 힘든 운동이 되어 버리면 달리기가 싫어지는 것도 무리는 아닙니다.

이 책에서 추천하는 조깅법은 아주 간단합니다. 체력이 약한 사람, 운동을 못하는 사람, 달리기 경험이 전혀 없는 사람도 당장 즐겁게 할 수 있는 천천히 달리는 조깅,

바로 슬로 조깅입니다.

그런 간단한 운동이지만 슬로 조깅은 생활습관병(성인병) 예방, 대사증후군 개선, 체중 감량, 뇌 기능 활성화 등 많은 장점이 있습니다. 게다가 시작하고 1년이 되기 전에 풀 마라톤을 완주할 정도의 체력을 길러 줍니다.

슬로 조깅의 포인트는 간단합니다.

1. 싱글벙글 속도로 달린다.
2. 발바닥 앞부분으로 착지한다.
3. 턱을 들고 시선은 전방을 바라본다.
4. 입을 살짝 벌리고 자연스럽게 호흡한다.
5. 하루 운동 시간은 30~60분으로 한다.

어렵지 않지요? 이 다섯 가지만 기억하면 됩니다. 이 책을 다 읽고 나면 당장 운동화를 신고 달리기 시작할 수 있습니다. 그런 운동이 바로 슬로 조깅입니다.

슬로 조깅의 5가지 포인트

슬로 조깅은 기존의 조깅 상식을 버리고
천천히 달리기만 하면 됩니다.
즐겁게 달리면서 더욱 효과를 높일 수 있는
몇 가지 포인트를 소개합니다.

POINT 1

싱글벙글 속도로
달린다.

'싱글벙글 속도'란 웃는 얼굴을 유지할 수
있는 속도, 즉 지치지 않는 속도를 말합니
다. 초보자는 시속 4~5㎞를 목표로 합니다.

POINT 5

하루 운동 시간은
30~60분으로 한다.

한 번에 시간을 낼 수 없을 때는 10분씩 3회
등으로 나눠서 달려도 됩니다.

POINT 4

입을 살짝 벌리고
자연스럽게 호흡한다.

호흡은 의식적으로 조절하지 않아
도 됩니다. 숨이 거칠어지지 않도
록 신경 쓰기만 하면 됩니다.

POINT 3

턱을 들고 시선은
전방을 바라본다.

달릴 때 턱을 들면 등이 곧게 펴지
고 다리를 들어 올리기 쉽습니다.

POINT 2

발바닥 앞부분으로
착지한다.

발바닥 앞부분으로 착지할 때의
충격은, 발뒤꿈치로 착지할 때의
충격의 3분의 1에 불과합니다.

POINT

1

싱글벙글 속도로
달린다

Q~1~

슬로 조깅에서
가장 중요한 것은
무엇일까요?

Answer

웃는 얼굴을 유지할 수 있는
'싱글벙글 속도'로
천천히 달리는 것!

슬로 조깅의 매력은 즐겁게 달리면서 불필요한 지방이 빠지고 어느새 풀 마라톤을 달릴 수 있을 정도의 체력이 길러진다는 것입니다. 슬로 조깅의 포인트는 웃는 얼굴을 유지할 수 있는 '싱글벙글 속도'로 달리는 것입니다.

　그런데 이 '싱글벙글 속도'는 사람에 따라 차이가 있습니다. 먼저, 달리기 경험이 없는 사람을 생각해 봅시다. 여러분은 평소에 생활하면서 지하철이나 버스를 놓치지 않으려고 달렸던 경험이 있을 것입니다. 그때 어느 정도의 속도가 되면 걷기를 달리기로 바꾸게 될까요?

　오른쪽의 그래프(31쪽)는 다양한 속도로 걷기와 조깅을 했을 때의 '운동 강도(신체 활동이 안정 시의 몇 배에 해당하는가 하는 정도)'를 나타낸 것입니다. 천천히 걸을 때의 속도가 시속 약 4㎞, 출퇴근 시의 걸음걸이가 약 5㎞, 빨리 걸을 때가 약 6㎞입니다. 이 범위에서 걷기는

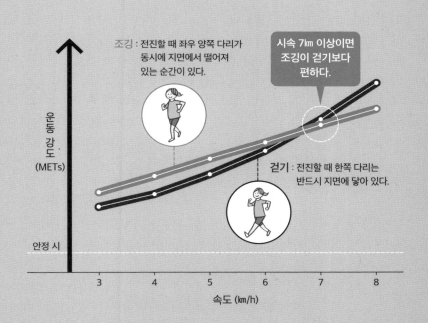

조깅 : 전진할 때 좌우 양쪽 다리가 동시에 지면에서 떨어져 있는 순간이 있다.

시속 7㎞ 이상이면 조깅이 걷기보다 편하다.

걷기 : 전진할 때 한쪽 다리는 반드시 지면에 닿아 있다.

운동 강도 (METs)

안정 시

속도 (km/h)

조깅에 비해 확실히 운동 강도가 낮습니다. 걷기가 조깅보다 편한 것이지요.

그러나 시속 7㎞가 넘으면 걷기와 조깅의 운동 강도가 역전됩니다. 즉, 시속 7㎞가 넘으면 조깅이 걷기보다 편합니다. 그 정도 속도로는 걷는 것보다 달리는 게 우리 몸에 편하다는 뜻입니다. 그래서 그 정도 속도에서 우리 몸은 걷는 것에서 달리는 것으로 변하게 됩니다. 그렇기 때문에 일반적으로 사람들에게 "달려 보세요." 하고 말하면 시속 7㎞ 정도로 달립니다.

그런데 달리기 경험이 없는 사람의 싱글벙글 속도는 사실 시속 7㎞보다 훨씬 느립니다.

Q₂

조깅 초보자에게는 어느 정도의 속도가 적당할까요?

Answer

걷는 속도와 비슷한
시속 4~5㎞가
적당합니다.

20대, 50대, 70대의 평균 남성에게 먼저, 걸을 때보다 아주 느린 속도인 시속 2㎞로 몇 분간 달리게 합니다. 그리고 근육 피로 시에 나타나는 젖산 수치를 측정합니다. 그 후, 시속 3㎞, 4㎞ 등으로 서서히 속도를 올려서 걷는 속도와 젖산의 관계를 조사합니다.

　그 결과, 20대의 경우, 시속 6~7㎞까지는 젖산 수치가 안정 시와 거의 같았지만, 시속 7㎞가 넘으면 속도에 따라 젖산이 급격히 축적되기 시작했습니다. 반면, 50대의 경우는 시속 5㎞, 70대는 시속 4㎞가 넘으면 젖산이 쌓이기 시작했습니다.

　이렇게 젖산 축적이 시작되기 직전의 속도가 '싱글벙글 속도'입니다. 저는 그보다 빨리 달리는 경우를 '열심 속도', 그보다 천천히 달리는 경우는 '신바람 속도'라고 부릅니다. 제가 추천하는 슬로 조깅의 속도는 '싱글벙글 속도'와 '신바람 속도'입니다.

　20대라도 체력이 약한 사람의 싱글벙글 속도는 70대

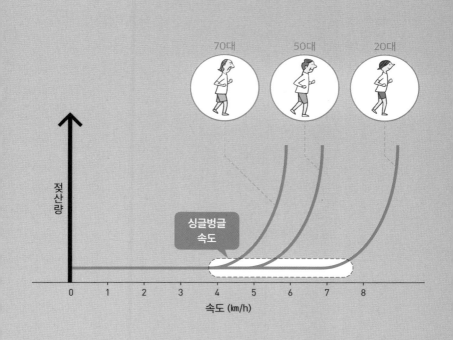

평균 남성과 다르지 않습니다. 거꾸로 70대라도 조깅 애호가라면 싱글벙글 속도는 시속 8~10㎞로, 놀라울 정도로 빠른 경우도 있습니다.

이제 조깅을 시작하려는 분이라면 싱글벙글 속도는 빠른 걸음보다 느린 속도인 시속 4~5㎞를 목표로 하시기 바랍니다.

Q₃

슬로 조깅은
왜 지치지 않을까요?

Answer

지구력이 뛰어난
근육을 써서
달리기 때문입니다.

우리 몸의 근육은 가느다란 섬유(근섬유) 다발인데, 서로 다른 성질의 두 가지 섬유가 뒤섞여 있습니다. 바로 '속근(速筋)'과 '지근(遲筋)'입니다.

　속근은 빠르게 수축하여 순발력이 뛰어나지만 젖산이 쌓이기 쉬운 섬유입니다. 반면에, 지근은 수축은 느리지만 지구력이 뛰어나고 젖산이 잘 쌓이지 않는 섬유입니다.

　운동 중에 사용되는 근섬유의 수는 속도가 빨라질수록 늘어납니다. 조깅을 하면 먼저 지근이 사용되고, 속도가 빨라질수록 서서히 사용되는 지근의 수가 증가하여 싱글벙글 속도에서 최대가 됩니다. 그리고 열심 속도에 도달하면 속근이 사용되기 시작하며 속도에 따라서 그 수가 증가합니다.

　즉, 지근만을 사용하는 것이 슬로 조깅입니다. 그래서 지치지 않고, 숨차지 않고 오래 운동할 수 있습니다. 훈련을 계속하면 지근의 기능이 좋아지는 동시에 속근이

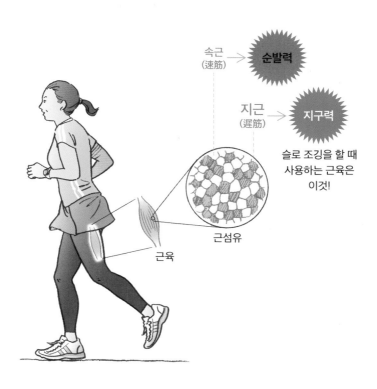

속근
(速筋) → **순발력**

지근
(遲筋) → **지구력**

슬로 조깅을 할 때
사용하는 근육은
이것!

근섬유

근육

* 속근(速筋) : 수축 속도가 빠른 근육으로, 순간적으로 힘을 낼 때 사용
* 지근(遲筋) : 수축 속도가 느린 근육으로, 지속적으로 긴장 상태를 유지함

지근의 능력까지 갖추게 됩니다. 그래서 빠른 속도로 달려도 근육에 젖산이 축적되지 않습니다.

또한 슬로 조깅은 평소 쓰지 않는 근육들(앞정강근, 넓적다리 전면, 큰허리근)을 사용합니다. 이 근육들은 나이가 들면서 현저하게 약해지는 부분으로, 걸을 때는 거의 사용되지 않습니다.

슬로 조깅은 심장에 가해지는 부담이 걸을 때와 비슷한 수준으로 크지 않으면서, 이처럼 평소에 쓰지 않는 근육들을 단련할 수 있다는 장점도 있습니다.

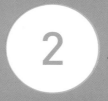

발바닥 앞부분으로
착지한다

Q1

달릴 때
주의해야 할 것은
무엇일까요?

Answer

충격이 적은
발바닥 '앞부분'으로
착지합니다.

사람은 걸을 때 발뒤꿈치로 착지하고 발바닥 앞부분으로 지면을 밀어냅니다.

　한편, 러닝에서는 걸을 때와 마찬가지로 발뒤꿈치로 착지하는 주법과 발바닥 앞부분으로 착지하는 주법이 있습니다. 저는 단연 후자인 발바닥 앞부분으로 착지하는 주법을 권합니다.

　시험 삼아 제자리에서 점프를 해 봅시다. 먼저, 도약할 때와 착지할 때 모두 발바닥 앞부분으로 합니다. 다음에는 발뒤꿈치가 지면에 닿은 상태에서 점프하고 착지해 봅니다.

　발뒤꿈치가 지면에 닿은 상태로 점프하면 발바닥 앞부분으로 점프할 때에 비해 높이 뛰어오를 수 없다는 걸 알 수 있을 것입니다. 발바닥 앞부분으로 점프할 때는 아킬레스건을 스프링으로 활용해서 뛰어오르기 때문에 높이 뛸 수 있습니다.

　발뒤꿈치로 착지한 경우, 몸에 상당한 충격이 가해짐

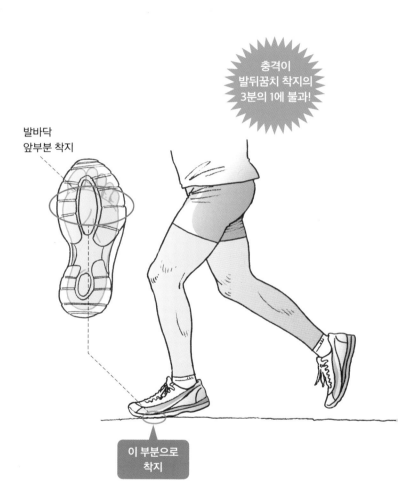

발바닥
앞부분 착지

충격이
발뒤꿈치 착지의
3분의 1에 불과!

이 부분으로
착지

니다. 달리기할 때 받는 충격 압력을 비교하면, 발뒤꿈치 착지는 발바닥 앞부분 착지보다 3배나 충격이 큽니다. 그렇기 때문에 발바닥 앞부분으로 착지하는 것이 부상의 위험성을 낮출 수 있다는 장점도 있습니다.

팔의 움직임은 크게 의식하지 않아도 됩니다. 팔꿈치를 약 90도 각도로 구부리고, 손은 가볍게 달걀을 잡듯이 살짝 주먹을 쥐고, 어깨의 힘을 빼고 팔을 앞뒤로 가볍게 흔들면 됩니다.

Q₂

다리는 어떻게
움직여야 할까요?

Answer

보폭을 좁게 하고,
두 개의 레일 위를 달리는
이미지를 떠올리며 달립니다.

달릴 때의 자세는, 머리끝부터 발바닥 앞부분까지를 곧은 기둥으로 상상하고, 그 기둥을 앞으로 살짝 기울이는 모습을 상상해서 몸을 앞으로 기울이는 자세를 만듭니다. 그리고 아킬레스건을 스프링으로 활용해 낮게 점프하고 발바닥 앞부분으로 착지합니다. 낮은 점프를 반복하는 것이어서 발로 지면을 찰 필요가 없습니다.

　이렇게 하면 좁은 보폭으로 '종종걸음'으로 달리게 됩니다. 예를 들어, 시속 3㎞로 달리면 보폭은 10㎝ 정도가 됩니다. 매우 좁지요.

　제가 소속한 학부(후쿠오카대학 스포츠과학부)의 입학시험 중에는 50m 달리기 실기 시험이 있습니다. 그 시험을 감독하면서 골 지점에서 보면, 하나의 레일 위(일직선상)를 달리는 사람이 있고 두 개의 레일 위를 달리는 사람이 있습니다.

　일직선 위를 달리는 사람은 보폭을 크게 해서 달리려고 하는 듯합니다. 그런데 흥미로운 사실은, 기록이 좋

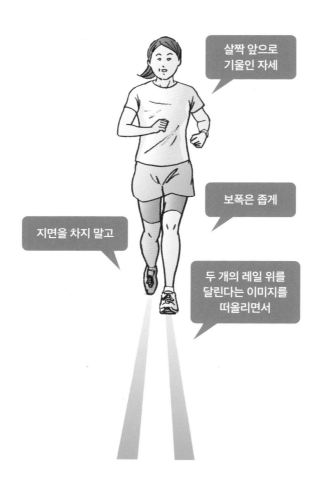

았던 사람들 대부분이 두 개의 레일 위를 달린 사람들이었다는 점입니다.

일직선 위를 달리려고 하면 몸을 크게 비틀어야 해서 불필요하게 에너지를 소비하게 됩니다. 게다가 허리가 비틀리고 무릎에는 비스듬하게 힘이 가해져서 각 부위에 미치는 부담이 커집니다. 아울러 부상의 위험도 커집니다.

그러므로 의식적으로 두 개의 레일 위를 달린다고 상상하며 달리도록 합니다. 그렇게 하면 착지 시에 머리 끝부터 발바닥 앞부분까지 이어지는 기둥이 견고해서 허리와 무릎에 부담이 없습니다.

POINT

턱을 들고
시선은 전방을 바라본다

Q

학교에서는
턱을 당기고 달리라는 말을
자주 들었는데요.

Answer

아닙니다.
턱을 들고 달릴 때
다리가 더 잘 올라갑니다.

슬로 조깅은 다리의 움직임에 신경 쓰면서 천천히 달리는 것이 핵심입니다. 효율적으로 슬로 조깅을 하기 위한 요령은 이 외에도 몇 가지가 더 있습니다.

먼저, 턱입니다. 운동회에서 달리기 시합을 할 때처럼 전력을 다해 달리면 골 직전에서는 턱이 들립니다. 학교에서 달리기를 할 때는 "턱 당겨! 이 악물고 달려!"라는 소리를 들었기 때문인지 달리기를 할 때는 턱을 당기는 게 좋다고 생각하는 사람이 적지 않습니다.

그러나 저는 오히려 턱을 들고 달리는 게 좋다고 생각합니다. 일류 달리기 선수의 턱에 주목해 봅시다. 예를 들어 세계육상선수권대회에서 일본인으로는 처음으로 단거리 종목에서 동메달을 획득한 다메스에 다이 선수(2001년 세계육상선수권대회 400m 허들 동메달). 그는 턱을 내밀 듯 달립니다.

턱을 들면 등이 자연스럽게 살짝 휘어지고 다리를 들어 올리기 쉬워집니다. 반대로 턱을 당기면 등이 구부

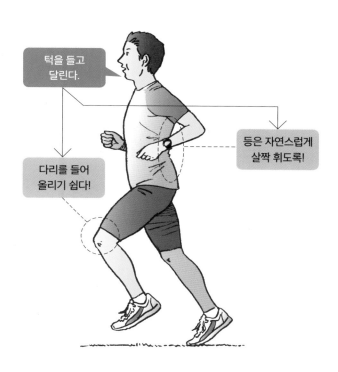

러지고 다리를 들어 올리기 어려워지지요.

　턱을 들면 시선은 자연스레 먼 곳을 향하게 됩니다.
주위 경치를 즐기면서 달리세요.

POINT

4

입을 살짝 벌리고
자연스럽게 호흡한다

Q

슬로 조깅 할 때
어떻게 호흡할까요?

Answer

걸을 때와 마찬가지로
입을 살짝 벌리고
자연스러운 호흡에 맡기는 것이
가장 좋습니다.

슬로 조깅을 할 때의 호흡법에 대한 질문도 자주 받습니다. "코로 숨을 들이마시고 입으로 내쉬는 게 좋나요?", "후후하하, 리듬을 타며 두 번 마시고 두 번 내쉬는 호흡이 좋습니까?" 등의 질문입니다.

　우리는 호흡을 통해 체내에 들어온 산소를 이용해 에너지를 만드는데, 그때 호흡기와 순환기가 어떻게 작동하는지 의식하면서 호흡하지는 않습니다.

　걸을 때도 속도가 빨라지면 산소 수요량에 따라 자연스럽게 호흡수, 심장박동 수도 함께 증가합니다. 천천히 걸을 때도 가만히 앉아 있을 때의 3배의 에너지가 필요합니다. 빠른 걸음일 때는 5배, 계단을 오를 때는 6배의 에너지가 필요하지요.

　그러나 걸을 때도, 계단을 오를 때도 의식적으로 호흡을 조절하지는 않습니다. 노력하지 않아도 우리 몸은 심장박동에 따라 최적으로 호흡하도록 자동 조절되고 있습니다.

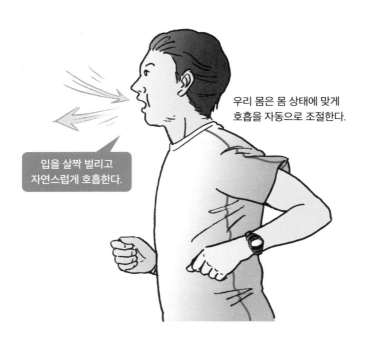

우리 몸은 몸 상태에 맞게
호흡을 자동으로 조절한다.

입을 살짝 벌리고
자연스럽게 호흡한다.

실제로 일류 마라톤 선수 중에는 의식적으로 호흡을 조절하는 사람이 전무하다 할 수 있습니다. 굳이 방법을 말하자면 깊게 숨을 들이마시는 정도이지요.

입을 살짝 벌리면 자연스레 효율적으로 호흡할 수 있습니다. 입을 살짝 벌리고 싱글벙글 웃는 얼굴로 옆 사람과 이야기를 나누고 콧노래를 부르면서 달리세요. 그게 바로 슬로 조깅입니다.

POINT

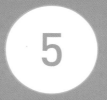

하루 운동 시간은
30~60분으로 한다

Q

매일
얼마나 달리는 게
좋을까요?

Answer

하루 운동 목표량은
총 30~60분.
조금씩 나눠서 달려도
괜찮습니다.

제가 매년 담당하고 있는 후쿠오카대학 공개강좌 '호놀룰루 마라톤을 완주합시다'는 많은 마라톤 초보자가 수강합니다. 참가자들의 연령대는 10대부터 70대까지 다양하지요.

강좌는 몇 차례에 걸쳐 진행되는데, 시속 2㎞의 아주 느린 속도로 몇 분간 달리고, 그다음에 시속 3㎞, 4㎞, 5㎞로 서서히 속도를 올려서 달리고, 속도별로 달리기를 마칠 때마다 얼마나 힘들었는지(주관적 운동 강도)를 확인하도록 하고 있습니다. 주관적 운동 강도는 수치로 나타내며, 가만히 있을 때를 6, 격한 운동을 했을 때를 20으로 나타냅니다.

그렇게 여러 번 달리기를 반복하면서 주관적 운동 강도가 10에서 12가 되는 속도를 찾습니다. 2010년 강좌에서는 가장 체력이 약한 사람의 경우, 그 속도가 시속 4㎞였습니다.

자신에게 맞는 속도를 파악했으면 그 속도로 하루에

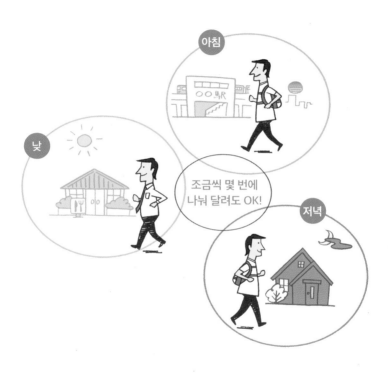

아침

낮

저녁

조금씩 몇 번에
나눠 달려도 OK!

총 30~60분간 슬로 조깅을 하는 것을 목표로 합니다.
시속 4㎞일 경우 30분을 달리면 2㎞입니다.

시간이 없을 때는 조금씩 몇 번에 나눠 달려도 됩니다. 바쁜 직장인이라도 아침 출근길에 10분, 점심시간 식당까지 왕복 10분, 퇴근길에 10분, 이렇게 나눠서 달리면 목표를 달성할 수 있습니다.

체력에 자신이 없는 분은 우선 싱글벙글 웃으며 달릴 수 있는 속도로 100m를 달리고, 그다음 수십 미터는 걷고, 또 100m를 달리고, 수십 미터를 걷고, 하는 방법으로 시작하세요. 이 방법을 되풀이하다 보면 연속해서 달릴 수 있을 것입니다.

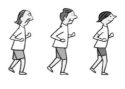

웃는 얼굴을 유지할 수 있는
속도로 달리자

앞서 말했듯이, 조깅은 원래 천천히 달리는 걸 말합니다. 장거리 선수는 연습할 때 수백 미터에서 수 킬로미터를 빠른 속도로 달리고, 그다음 천천히 달려서 몸의 피로를 풉니다. 이 과정을 반복하는 것이 인터벌 훈련(interval training)인데, 이때 피로를 푸는 달리기를 '조깅'이라고 불렀습니다.

또한 준비운동과 정리운동에도 조깅이 활용됩니다. 실제로, 과격한 달리기로 축적된 젖산은 조깅을 하면서 처리되어 감소합니다.

조깅은 피로를 풀기 위한 달리기입니다. 따라서 아무리

천천히 달려도 젖산이 축적되어 '힘들다'고 느껴진다면 조 깅이라고 할 수 없습니다.

어릴 때는 시속 8㎞ 정도로 달려도 젖산이 거의 쌓이지 않습니다. 그러나 어른이 같은 속도로 달리면 운동선수가 아닌 이상 젖산이 상당히 쌓입니다.

자신이 생각한 것보다 훨씬 천천히 달리는 것이 '슬로 조깅'입니다.

저는 고령자분들에게는 슬로 조깅을 할 때 보리밟기(보 리의 뿌리가 잘 내리도록 이른 봄에 보리싹의 그루터기를 발로 밟아주는 일)를 상상하라고 말씀드립니다. 무릎을 가볍게 올려서 제자리 뛰기를 하다가, 우선 10㎝ 보폭으로 달립니 다. 부담 없이 달릴 수 있다면 조금씩 보폭을 넓힙니다.

그렇게 하면서, 웃는 얼굴을 유지하며 옆 사람과 이야기 를 나누거나 콧노래를 부르며 기분 좋게 달릴 수 있는 자 신의 속도를 찾아 보세요. 물론 달리는 자세는 신경 써야 합니다. 턱을 들고, 등은 살짝 휘게 하고, 착지는 발바닥 앞 부분으로. 머리끝에서 발바닥 앞부분까지 하나의 기둥으 로 이어져 있는 모습을 상상하면서 힘차게 달려 봅시다.

'발뒤꿈치 착지'는
최근에 등장한 주법

우리 선조는 맨발로 생활했습니다. 그 후 신발이 발명되었는데, 현재의 슬리퍼나 샌들 비슷한 것이었지요. 뒷굽이 두꺼운 신발이 등장한 것은 훨씬 후의 일입니다.

러닝화도 옛날에는 뒷굽이 없었습니다. 요즘 러닝화는 대개 뒷굽이 두껍고 충격을 흡수하도록 쿠션 기능까지 있지요. 이런 신발은 1970년대 이후에 등장했습니다.

인류학자인 하버드대학교의 대니얼 리버먼(Daniel Lieberman) 박사 연구팀이 세계적인 과학 학술지 《네이처(Nature)》에 흥미로운 연구 결과를 발표했습니다. 그들은 옛날 그대로 맨발로 생활하는 아프리카 사람들과 러닝화를 신은 아프리카 사람들의 달리기 자세를 비교했습니다.

그 결과, 맨발로 생활하는 아프리카 사람들 대부분이 발바닥의 앞부분으로 착지하는 반면, 러닝화를 신은 아프리카 사람들은 발뒤꿈치로 착지한다는 것을 알게 되었습니다. 또한, 발뒤꿈치 착지 시의 충격이 주는 압력은 발바닥 앞부분 착지 시에 비해 3배나 크다는 사실을 알아냈습니다(42~45쪽 참조).

뇌는 손바닥이나 발뒤꿈치보다 손가락 끝이나 발바닥 앞부분을 더 정밀하게 움직일 수 있습니다. 산과 들을 맨발로 뛰어다녔던 옛날에는 쿠션 기능이 뛰어나고 민감한 발바닥 앞부분 착지가 당연했을 것이며, 샌들을 신었을 때도 마찬가지로 발바닥 앞부분 착지였을 것입니다.

현대 사회처럼 평평한 운동장이나 포장도로를 러닝화를 신고 달리기 시작하면서 발뒤꿈치 착지가 증가했을 것으로 추정됩니다.

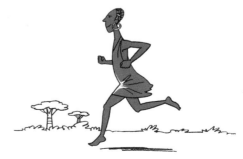

(매일 즐겁게 달리고 있습니다!)

이웃집 슬로 조거

여러분보다 먼저 슬로 조깅을 즐기고 있는 선배들을 소개합니다.

60세 남성 T씨

먼저 T씨(남성). T씨는 60세가 되었을 때 건강을 위해 운동을 하기로 결심했습니다. 도서관에서 자신에게 적절한 운동을 소개하는 책을 찾던 중, 저의 책 『현명하게 달리는 풀 마라톤(賢く走るフルマラソン)』을 읽게 되었고, 책에 상세히 설명되어 있던 '슬로 조깅'을 시작했습니다.

사실 T씨는 그때까지 달리기에 정말 약했습니다. 어릴 때 학교에서 하는 50m 달리기 경주에서는 뒤에서 두세 번째였고, 운동회도 정말 싫어했습니다.

그러나 슬로 조깅을 시작하고 나서 조금씩 체중이 줄었고, 할수록 슬로 조깅 속도가 점점 빨라졌습니다. 그리고 3개월 후에는 하프 마라톤 대회에 참가해 당당히 완주했습니다.

이 일을 계기로 자신감을 얻어서 그다음은 풀 마라톤에 도전하기로 했습니다. 슬로 조깅을 시작한 지 불과 5개월 만이었습니다. 결과는 멋지게 완주! 그것도 3시간 42분으로 젊은이도 무색할 정도의 기록이었습니다.

62세 여성 S씨

또 한 사람, S씨(여성). S씨는 62세 때 대사증후군을 개선하기 위해 제가 주최한 운동 교실에 참가했습니다. 그 당시 S씨는 무릎이 아파서 지팡이 없이는 걷기 힘든 상태였습니다.

그러나 슬로 조깅을 시작하고 6개월 후에는 대사증후군이 치료되었고 지팡이가 없이도 걸을 수 있게 되었습니다.

이후로도 꾸준히 슬로 조깅을 해서 다음 해 12월에는 호놀룰루 마라톤을 완주했습니다. 그리고 지금도 슬로 조깅을 하루 1시간씩 매일 꾸준히 하고 있습니다.

CHAPTER

2

슬로 조깅의 효과

내 몸과 뇌가 이렇게 달라진다

슬로 조깅은
대사증후군을 개선하고 싶은 사람,
체중을 감량하고 싶은 사람,
더 활기차게 살고 싶은 사람에게 적합한 운동입니다.
체력이 향상될 뿐 아니라
신체를 '몸속'부터 아름답게 만들어 줍니다.

삶을 바꿔 주는
슬로 조깅의 3대 효과

　의학의 발전 덕분에 우리는 결핵 등 각종 병원균에 의한 질병에서 해방되어 장수할 수 있게 되었습니다.

　그러나 그 대신 당뇨병, 고혈압, 이상지질혈증에 걸리는 사람들이 급격히 증가하고 있으며, 심장병과 뇌졸중, 암 등으로 목숨을 잃는 사람들도 계속 늘고 있습니다.

　또, 장수하더라도 치매, 골다공증, 신장병 등 치료하기 어려운 질병에 시달리는 사람들도 급증하고 있습니다. 모두 오랜 기간 치료받아야 하는 질병이어서 의료비도 많이 들어 국민에게 큰 부담이 되고 있습니다.

　사실 이런 질병들의 주요 발병 원인은 운동 부족입니다. 슬로 조깅은 이들 질병을 예방하는 데 아주 적합한

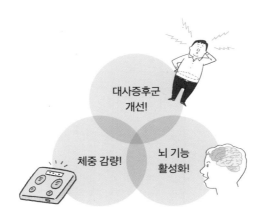

대사증후군
개선!

체중 감량!

뇌 기능
활성화!

운동입니다. 또한 당뇨병, 고혈압, 이상지질혈증, 골다
공증 등의 치료와 심장질환 재발 예방에도 효과적입니
다. 이렇게 되면 당연히 의료비를 덜 쓰게 되겠지요.

그리고 뇌 기능과 인지 기능이 활성화되어 몸과 마음
이 건강해집니다. 게다가 불필요한 지방이 빠져 잘록한
허리와 가느다란 다리, 날씬한 몸으로 바뀝니다.

이뿐만이 아닙니다. 고령자도 슬로 조깅을 6개월에
서 1년 정도 꾸준히 하면 그렇게 가혹하다는 풀 마라톤
을 완주할 수 있을 정도의 체력이 길러집니다.

우리가 평생 건강하게 살 수 있는 기반을 만드는 것
이 바로 슬로 조깅입니다.

POINT

1

대사증후군 개선!

대사증후군이란 무엇이며,
왜 위험할까?

'대사증후군'이란 허리둘레(배꼽 주위)가 남성은 85㎝ 이상, 여성은 90㎝ 이상으로, 고혈당, 고혈압, 고지혈증 (혈중 총콜레스테롤, LDL콜레스테롤, 중성지방 수치가 높거나 HDL콜레스테롤 수치가 낮은 상태) 중 두 가지 이상의 질환을 갖고 있는 상태를 가리킵니다. (우리나라 질병관리청에서는 대사증후군을 '한 사람에게 혈압 상승, 고혈당, 혈중 지질 이상, 비만(특히, 복부 비만) 등 심뇌혈관질환 및 당뇨병의 위험을 높이는 위험인자가 겹쳐 있는 상태'를 가리킨다고 규정하고 있음—편집자 주)

불필요한 지방이 축적되는 원인은 과식과 운동 부족입니다. 따라서 대사증후군을 개선하는 방법은 아주 간단합니다. 식사를 배부를 때까지 하지 않고 80% 정도로 절제하고, 운동 부족을 해결하면 됩니다.

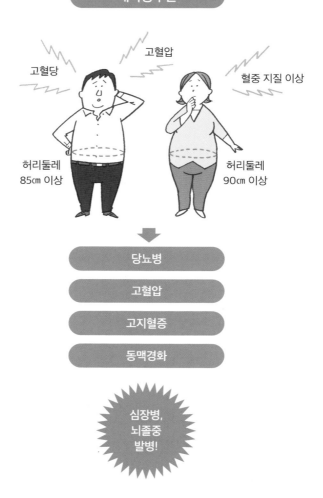

당뇨병, 고혈압, 고지혈증은 자각증상이 없어서 방치하면 심장병이나 뇌졸중의 원인이 되는 동맥경화를 일으킵니다.

비만은 이 질병들과 밀접한 관계가 있습니다. 지방은 피하조직뿐만 아니라 배 속 내장 주변에도 쌓입니다. 피하조직의 지방은 '피하지방', 내장 주변의 지방은 '내장지방'입니다. 특히 내장지방이 축적되면 당뇨병, 고혈압, 고지혈증, 동맥경화를 일으키는 물질이 지방조직에서 과잉 분비됩니다.

또한 지방조직은 동맥경화를 개선하는 착한 호르몬(아디포넥틴)도 분비하는 것으로 밝혀졌는데, 과잉 축적된 지방은 이 착한 호르몬의 분비를 감소시킵니다.

슬로 조깅은 '지구력'을 높여 질병의 위험성을 낮춘다

　미국과 캐나다에서 실시한 매우 흥미로운 연구가 있습니다. 대사증후군에 걸린 많은 수의 사람들을 대상으로 미리 지구력을 측정하고, 그 후 5년간의 사망률과 지구력의 상관관계를 조사한 연구입니다. 그 결과, 똑같이 대사증후군에 걸렸어도 지구력이 낮은 사람일수록 사망률이 높다는 것이 밝혀졌습니다.

　지구력을 결정하는 것은 근육이 얼마나 피로를 덜 느끼는지, 심장이 얼마나 강한지, 혈관이 얼마나 부드러운지 등입니다. 그런데 슬로 조깅을 하면 높은 지구력을 유지할 수 있습니다.

　또 이런 연구도 있습니다. 9천 명의 직장인을 대상으로 지구력을 측정(실내 자전거 등을 이용하여 최대산소섭취량을 측정)한 후, 평균 18년간 추적조사를 하여 암 사망

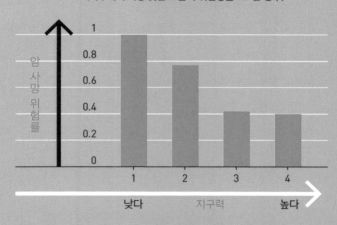

암 사망 위험률
(지구력이 가장 낮은 그룹의 위험성을 1로 한 경우)

출처 : Sawada S et al .: Med Sci. Sports Exerc., 2003

률을 비교했습니다. 앞 페이지의 그래프에 나타나듯, 지
구력이 낮을수록 암 사망률이 높아지는 것은 명백합니
다. 사실은, 지구력을 높이는 슬로 조깅 같은 운동은 면
역력을 높여 줍니다.

그리고 슬로 조깅을 하면 변비도 개선되는, 특히 여
성들에게 반가운 이점도 있습니다.

고혈압에도 치료 효과가 있다

싱글벙글 웃을 수 있는 속도로 천천히 달리는 슬로 조깅은 생활습관병을 예방할 뿐 아니라 치료해 줄 수도 있습니다.

다음 페이지의 그래프를 봅시다. 평균 연령 75.5세의 심장병이나 고혈압 환자 십수 명을 대상으로 슬로 조깅이 얼마나 효과가 있는지를 조사한 연구 결과입니다. 병의 상태가 꽤 중한 환자들이었기 때문에 혈압약을 복용한 상태로 슬로 조깅을 하루 30분~1시간씩, 일주일에 3~5회 실시했습니다.

고혈압 환자들이지만 혈압약을 복용하기 때문에 슬로 조깅을 시작하기 전에도 최고 혈압이 140mmHg, 최저 혈압이 80mmHg 정도로 조절되어 있었습니다. 그런데 슬로 조깅을 시작하자 최고 혈압이 130mmHg, 최저 혈압이 70mmHg로 꽤 양호한 상태까지 개선되었습니

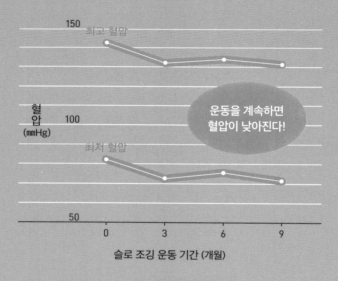

슬로 조깅으로 혈압이 내려간다

150

최고 혈압

혈압
(mmHg)

100

운동을 계속하면
혈압이 낮아진다!

최저 혈압

50

0   3   6   9

슬로 조깅 운동 기간 (개월)

출처 : Motoyama M et al. : Med. Sci. Sports Exerc.,1998

84

다. 약을 복용하는 것으로는 더 이상 낮출 수 없었던 혈압을 슬로 조깅을 병행함으로써 정상 혈압까지 낮출 수 있었던 것입니다.

일반적으로 한 종류의 약은 한 가지 작용만 합니다. 그래서 중병을 앓는 환자는 작용이 다른 몇 가지 약을 동시에 복용합니다. 슬로 조깅은 우리 몸에 여러 가지 작용을 하므로 여러 종류의 약에 필적하는 효과가 있다고 할 수 있습니다. 물론 환자들은 체력도 향상되었습니다.

몸에 유익한 콜레스테롤을 늘려
동맥경화를 예방한다

앞(83~85쪽)에서 소개한 연구에 참가했던 환자들에게 협력을 구해, 동맥경화를 예방하는 HDL콜레스테롤(고밀도 콜레스테롤로, 흔히 '좋은 콜레스테롤'이라 불리며, 혈중의 과다한 콜레스테롤을 간으로 이동하는 역할을 하여 동맥경화를 예방하는 효과가 있음)에 대해서도 함께 조사해 보았습니다.

그 결과, 약물 치료를 해도 높아지지 않았던 HDL콜레스테롤 수치가 슬로 조깅을 꾸준히 하자 현저히 상승했습니다. 슬로 조깅에는 혈압을 낮추는 효과뿐 아니라 HDL콜레스테롤 수치를 높이는 효과까지 있다는 것을 알 수 있었습니다.

이 효과는 운동량이 많을수록 높아집니다. 일주일에 총 150분 이상 하면 효과를 볼 수 있습니다. 즉, 슬로 조

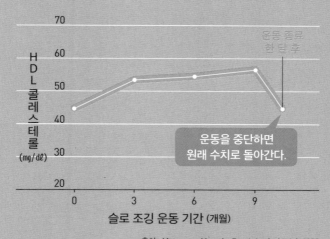

슬로 조깅으로 HDL콜레스테롤이 증가한다!

70

60

운동 종료
한 달 후

50

H
D
L
콜
레
스
테
롤

40

(mg/dℓ)

30

운동을 중단하면
원래 수치로 돌아간다.

20

0   3   6   9

슬로 조깅 운동 기간 (개월)

출처 : Motoyama M et al. : Eur. J. Appl. physiol., 1995

깅을 하루 30분씩 할 경우에는 주 5회 이상, 하루 60분씩 할 경우에는 주 3회 정도 하면 충분한 효과를 기대할 수 있습니다.

모든 약에는 부작용이 있습니다. 하지만 슬로 조깅은 혈압을 낮추는 동시에 HDL콜레스테롤의 수치를 높이고 체력까지 향상시키는 좋은 작용들만을 합니다.

단, 슬로 조깅을 중단하자 한 달 후에는 혈압과 HDL 콜레스테롤이 원래 수치로 되돌아갔습니다. 한번 정상화되었다고 해서 안심해선 안 됩니다. 운동은 매번 약을 복용하는 것과 같다고 생각해야 합니다. 컨디션이 나쁜 날을 제외하고는 가능한 한 매일 꾸준히 슬로 조깅을 합시다.

혈당 수치도 내려간다

S씨는 71세에 당뇨병에 걸렸습니다. 이후 의사의 처방에 따라 식사량을 줄이고 걷기 운동을 실천하면서 우리 슬로 조깅 운동 교실에도 참가하게 되었습니다. 그로부터 8년이 지난 지금도 일주일에 150분간 슬로 조깅을 꾸준히 실천하고 있습니다.

당뇨병을 진단하는 혈액 검사에 헤모글로빈A1c(당화혈색소) 검사가 있습니다. 이 검사는 이전 2~3개월간 혈당의 평균치를 평가하는데, 수치가 6.5% 이상이면 당뇨병, 5.7~6.4%는 당뇨 전단계로 봅니다.

S씨는 당초 당화혈색소가 6.8%나 되었지만, 슬로 조깅을 시작하면서 점점 낮아져 지금은 4.8~5.6%입니다. 현재는 어느 병원의 당뇨병 환자 모임의 회장을 맡아 슬로 조깅을 널리 알리고 있습니다.

이처럼 슬로 조깅은 혈압을 내리고 HDL콜레스테롤

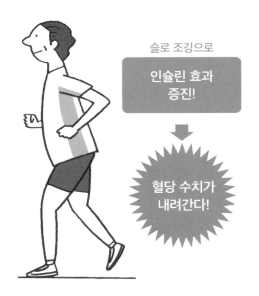

수치를 높이며 혈당 수치까지 정상화시키는 효과가 있습니다. 혈당 수치가 높아지는 것은 혈당 수치를 낮춰 주는 인슐린이라는 호르몬의 작용이 저하되었기 때문입니다. 그런데 슬로 조깅을 하면 혈당 수치를 낮춰 주는 인슐린의 기능이 좋아집니다.

슬로 조깅은 마치 여러 종류의 약을 우리 몸이 스스로 생산해 내는 것과 같습니다.

현대인은 왜 당뇨병에 걸릴까?

당은 우리 인간이 살아가기 위해 없어서는 안 되는 물질입니다. 그리고 대부분의 당은 근육과 뇌에서 쓰입니다. 근육은 신체의 대부분을 차지하는 기관으로, 식사를 할 때는 음식물을 씹는 근육이 움직이고, 컴퓨터 자판을 칠 때는 손가락과 팔의 근육이 움직이는 등, 원활한 혈액순환을 위해 모든 움직임에 관여합니다.

싸움을 하거나 도망갈 때는 가만히 있을 때의 수십 배에 달하는 폭발적인 에너지가 필요합니다. 그렇게 순간적으로 많은 에너지가 필요할 때를 대비해 당을 비축해야 합니다. 근육과 간은 당의 '거대한 저장고'인데, 근육은 간의 5~6배나 많은 당을 저장하고 있습니다.

또, 만일을 대비하여 우리 몸은 가능한 한 당을 절약하려는 시스템도 갖고 있습니다. 그것은 지방을 에너지원으로 사용하는 것인데, 평소 활동 시에는 되도록 당

근육과 간은 당의 '거대한 저장고'

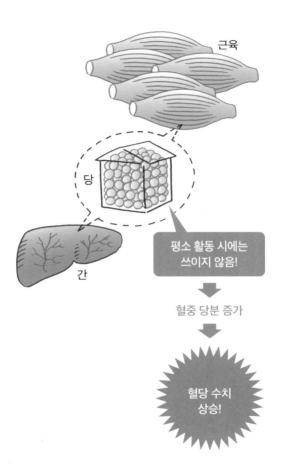

근육

당

간

평소 활동 시에는
쓰이지 않음!

혈중 당분 증가

혈당 수치
상승!

을 쓰지 않고 지방을 연소시켜 에너지를 얻습니다.

근육에 있어 당은 가솔린 같은 연료 역할을 합니다. 그런데 인류 역사에서 찾아볼 수 없을 만큼, 움직이지 않아도 모든 것이 해결되는 현대 사회가 도래하면서 그 연료를 소비하지 않게 된 것입니다. 그래서 에너지 저장고의 시스템에 장애가 생겨 버렸습니다. 그 결과가 당뇨병입니다.

POINT

2

체중 감량!

에너지 소비량이 걷기의 2배

　약간 놀랄지 모르지만, 걷기는 비디오 화면에 따라 스포츠 동작을 하는 가상 스포츠 게임(과거 닌텐도 사의 위피트(Wii-Fit) 같은 것을 이용한 게임)이나 승마 운동 기구보다 에너지 소비량이 많습니다. 따라서 체중 감량 운동으로 적합합니다.

　슬로 조깅은 걷기보다 체중 감량에 더 효과적입니다. 슬로 조깅은 동일한 거리에서도 걷기보다 2배 많은 에너지를 소비하기 때문입니다. 그래서 대사증후군을 개선하고 싶을 뿐 아니라 허리둘레를 줄이고 싶은 사람에게는 여러 운동 가운데 가장 장려할 수 있는 운동이 슬로 조깅입니다.

　신체의 불필요한 지방을 없애려면 하루 200~300㎉의 에너지를 추가로 소비해야 합니다. 이만큼의 에너지를 소비하려면, 가령 몸무게가 60㎏인 사람의 경우, 승

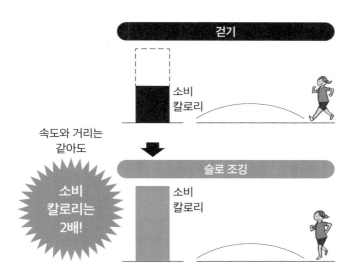

걷기

소비
칼로리

속도와 거리는
같아도

소비
칼로리는
2배!

슬로 조깅

소비
칼로리

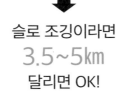

불필요한 지방을 제거하려면
하루 200~300㎉를 주가로 소비해야 한다.

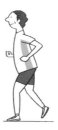

슬로 조깅이라면
3.5~5km
달리면 OK!

마 운동 기구로는 3~5시간, 가상 스포츠 게임으로는 가장 강한 운동으로 1시간 40분~2시간 30분, 걷기로는 7~10㎞를 걸어야 합니다. 그런데 슬로 조깅은 불과 3.5~5㎞로 동일한 에너지를 소비합니다. 게다가 조금씩 나눠 달려도 되기 때문에 목표 달성은 그다지 어렵지 않습니다.

무리 없이 복부 지방을 빼는 방법

복부는 살이 찌기 쉬운 반면, 살을 빼기도 쉽습니다. 허리둘레의 변화는 체중의 변화에 비례해서, 과잉 지방이 1kg 빠지면 허리는 약 1cm가 줄어듭니다.

3개월 동안 체중을 3kg, 허리둘레를 3cm 줄이고 싶다고 해 보죠. 체지방은 1kg당 7,000kcal의 에너지를 비축하므로 하루에 약 230kcal를 추가로 소비하면 됩니다.

달리기를 할 때의 에너지 소비량은 속도와는 관계없이 주행거리에 비례합니다. 1km를 달리면 체중 1kg당 1kcal를 소비합니다. 즉, 하루 총 주행거리에 자신의 몸무게를 곱하면 소비 칼로리를 계산할 수 있습니다.

가령, 체중이 60kg인 사람이 슬로 조깅으로 4km를 달리면 4×60=240이므로 240kcal를 소비하게 됩니다. 이렇게 매일 달리면 '3개월간 체중을 3kg, 허리둘레를 3cm 감소'하겠다는 목표를 달성할 수 있습니다.

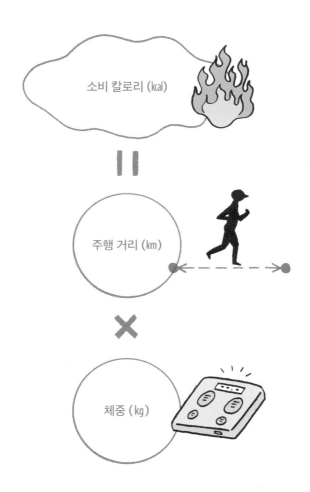

소비 칼로리 (kcal)

＝

주행 거리 (km)

✕

체중 (kg)

슬로 조깅을 하면 먹어도 살찌지 않는다!

체중 감량을 목적으로 슬로 조깅을 할 경우에는 주의 사항이 있습니다. 바로 식사입니다. 다음 페이지의 그래프는 실험용 쥐를 이용하여 운동 시간과 먹이 섭취량, 체중의 관계를 알아본 실험 결과입니다.

먹이 섭취에 제한을 두지 않고 하루 운동 시간을 바꾸었을 때, 운동 시간이 1~5시간 범위에서는 운동량이 많을수록 먹이 섭취량도 증가했습니다. 한편, 체중에는 거의 변화가 없었습니다. 즉, 체중을 일정하게 유지하기 위해 식욕이 교묘하게 조절되고 있다고 해석할 수 있습니다.

우리 인간도 마찬가지라고 생각할 수 있습니다. 슬로 조깅을 하면 할수록 식욕도 증가하므로 입맛 당기는 대로 다 먹으면 어지간히 운동량이 많지 않은 한 체중에는 변화가 없습니다. 비만을 해소하기 위해서는 많이

운동 시간, 먹이 섭취량, 체중의 관계

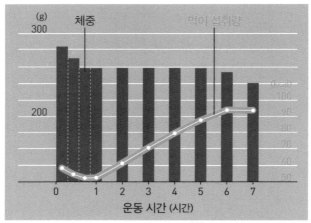

출처 : Mayer: Amer.J. physiol., 1954

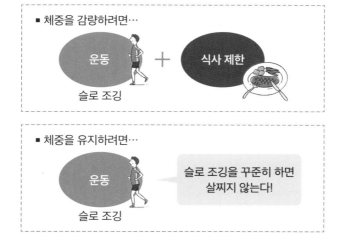

먹지 않도록 의식적으로 노력해야 합니다.

그러나 모든 일은 생각하기 나름입니다. 슬로 조깅만 꾸준히 하면 마음껏 먹어도 살찌지 않는다고 생각할 수도 있습니다. 쾌식은 건강 그 자체입니다.

그런데 이 실험은 중요한 것을 하나 더 시사하고 있습니다. 운동 시간이 1시간 미만인 경우, 체중은 조금씩 증가합니다. 즉, 운동 부족인 상태에서는 식욕을 잘 조절할 수 없어서, 먹고 싶은 대로 다 먹으면 비만이 될 수밖에 없습니다.

3개월간 약 10㎏ 감량에 성공!

사실은 저도 예전에 대사증후군에 걸려서 치료를 위해 슬로 조깅을 시작했습니다. 오른쪽 그래프는 저의 체중 감량 기록입니다. 99쪽에서 이미 설명했듯, 체지방은 1㎏당 7,000㎉나 에너지를 비축하는 '에너지 저장고'입니다. 슬로 조깅은 이른바 '에너지 지출' 담당으로, 거기에 식사량, 즉 에너지의 수입을 줄이면 에너지 저장량을 줄이는 데 가속이 붙습니다.

저는 3개월 동안 체중 9㎏ 감량이라는 고속 감량을 목표로 운동했습니다. 이런 경우에는 하루 에너지 입출 밸런스를 마이너스 700㎉로 하면 됩니다. 그래서 매일 슬로 조깅으로 에너지 지출을 300~400㎉ 늘리고, 식사로 에너지 수입을 300~400㎉ 줄이는 계획을 세웠습니다.

아침 식사는 밥 두 그릇에서 한 그릇으로, 점심도 주

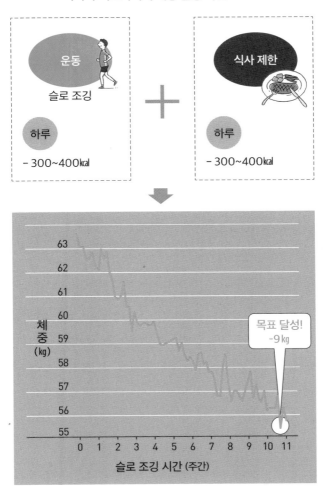

다나카 히로아키의 체중 감량 작전!

운동

슬로 조깅

하루

− 300~400㎉

＋

식사 제한

하루

− 300~400㎉

63
62
61
60
59
58
57
56
55

체
중
(㎏)

목표 달성!
−9㎏

0 1 2 3 4 5 6 7 8 9 10 11

슬로 조깅 시간 (주간)

식의 양을 과감히 절반으로 줄였습니다. 또, 기름기가 많은 음식은 최대한 피하고 채소나 해초를 충분히 섭취했습니다. 이렇게 운동량을 늘리고 섭취 칼로리를 줄여 목표인 400㎉ 감소를 달성했습니다.

한편, 제게 있어 저녁 식사는 자신에게 주는 포상이었습니다. 매일 즐기는 저녁 반주와 업무상 외식은 평소대로 했습니다. 물론 과음, 과식하지 않도록 조심했지만 하루 동안 열심히 일한 것에 건배하며 저녁 식사를 즐겼습니다. 이 방법으로 저는 3개월 동안 약 10㎏ 체중 감량에 성공했습니다.

계속 살을 빼고 싶다!
체중 감량 효과를 지속시키는 요령

　슬로 조깅으로 확실한 체중 감량 효과를 얻을 수 있는 요령을 소개합니다.

　먼저, 슬로 조깅을 시작하기 전에 자신의 달리기 속도, 즉 1㎞ 달리는 데 몇 분이 걸리는지를 측정해서 기록해 둡니다. 그리고 한 달 후에 다시 측정해 보면, 똑같이 싱글벙글 속도로 슬로 조깅을 했음에도, 놀라울 정도로 시간이 단축된 것을 알 수 있을 것입니다.

　거기에는 세 가지 이유가 있습니다. 자동차에 비유하면 ① 엔진 성능의 향상, ② 차체의 경량화, ③ 운전 기술의 향상입니다. 즉, 체력이 향상되고, 체중이 가벼워지고, 거기에 달리기에 익숙해지다 보니 더 효율적으로 달릴 수 있게 된 것입니다.

　그럼, 이제 하루 몇 킬로미터를 정해 놓고 달리는 '거

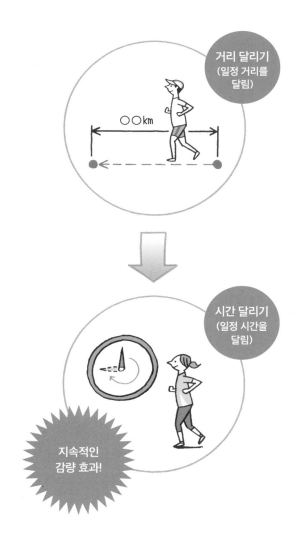

거리 달리기
(일정 거리를
달림)

○○km

시간 달리기
(일정 시간을
달림)

지속적인
감량 효과!

리 달리기'가 아니라, 하루 몇 분을 정해 놓고 달리는 '시간 달리기'로 바꿉니다.

이미 설명했듯이 에너지 소비량은 '주행거리×체중'이므로, 동일한 거리를 달릴 경우 감량 효과가 나타나기 시작했을 때는 에너지 소비량도 감소한 상태입니다. 즉, 살이 빠지면서 계속해서 동일한 감량 효과를 얻기 위해서는 주행거리를 조금씩 늘려야 합니다.

시간 달리기로 운동하면, 즉 같은 거리를 슬로 조깅하는 게 아니라 같은 시간 동안 슬로 조깅을 하면, 체중이 가벼워져서 달리는 속도가 빨라지므로 자연히 주행거리도 늘어납니다.

3

뇌 기능 활성화!

나이가 들면 뇌세포 수가 감소한다?

나이가 들어서 가장 두려운 질환 중 하나가 치매입니다. 치매는 크게 두 가지로 나눌 수 있는데, 뇌혈관의 노화에 의한 '혈관성 치매'와 뇌의 기억 중추인 '해마' 세포의 변성에 의한 '알츠하이머성 치매'입니다.

그중에서 특히 알츠하이머병에 의한 알츠하이머성 치매를 앓는 사람이 많습니다. 알츠하이머병은 70대부터 발병률이 증가해 90세가 넘으면 40%가 알츠하이머병에 걸린다는 설도 있습니다.

얼마 전까지는 나이가 들면 누구나 뇌세포가 계속 줄어든다고 생각했습니다. 그래서 대부분이 알츠하이머병에 걸리는 것은 어쩔 수 없다고 생각했습니다.

그러나 뇌세포는 나이가 들었다고 해서 계속 감소하는 것이 아니며, 가소성(뇌의 신경계가 환경 변화와 주변 자극의 영향에 의해 기능이나 구조를 조절하는 능력)이 풍부하

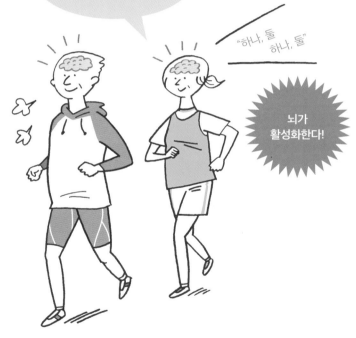

다는 것이 밝혀졌습니다. 즉, 뇌세포는 증가하기도 하고 감소하기도 합니다.

또, 나이가 들었다고 해서 모든 사람이 알츠하이머병에 걸리는 것도 아닙니다.

1995년 규슈대학이 발표한 히사야마초(久山町)연구(후쿠오카현 카스야군의 히사야마초에서 인구 약 8천 명을 대상으로 40년에 걸쳐 생활습관병을 역학 조사한 것)에서는 알츠하이머병에 걸리는 사람은 신체활동이 적다는 것이 밝혀졌습니다.

슬로 조깅으로 뇌가 건강해진다!

실험용 쥐로 달리기 실험을 했더니, 주행거리가 길수록 해마의 뇌세포를 증식시키는 유전자 발현이 증가했다는 연구가 있습니다. 또, 실험용 쥐를 러닝(running) 그룹과 비(非)러닝 그룹으로 나눠 학습 능력을 비교한 결과, 러닝 그룹이 학습 효과가 컸고 해마의 세포 수도 비러닝 그룹보다 2배 이상 많았다고 보고되었습니다.

알츠하이머병은 해마의 세포에 아밀로이드 베타(Aβ)라는 단백질이 축적되어 안 좋은 영향을 주면서 세포가 죽음으로써 발병합니다. 알츠하이머병에 걸린 실험용 쥐를 이용한 연구에서는 쥐를 달리게 함으로써 아밀로이드 베타의 합성을 억제하여 해마의 세포를 유지할 가능성을 발견할 수 있었습니다.

한편, 이 실험 내용을 인간에게도 적용하여 증명하는 것은 아직 어려워 보입니다. 하지만 최근에 MRI(자기공

달리기로 해마의 세포 수가 증가한다 (쥐 실험)

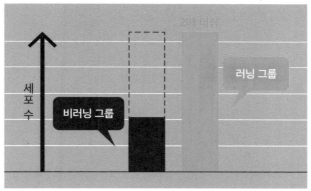

출처 : Van Praag H et al.: Proc, Natl. Acad. Sci. U.S.A., 1999

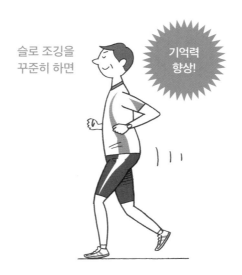

명영상)를 이용하여 뇌 용량을 측정할 수 있게 되었고, 고령자를 대상으로 스태미너와 해마의 용량, 공간인지의 관계를 조사한 연구를 보면, 스태미너가 뛰어난 사람일수록 해마의 용량이 크고 공간인지능력도 높다는 결과가 나왔습니다.

슬로 조깅을 매일 꾸준히 하면 자연스럽게 스태미너가 길러지므로 해마가 위축하기는커녕 용량이 커지고 기억력이 향상됩니다.

스트레칭으로는
뇌세포 수가 증가하지 않는다

인간이 인간답게 행동할 수 있는 것은 뇌의 '전두엽'이라는 부분이 발달한 덕분입니다. 다음과 같은 연구가 있습니다. 20~30대 성인을 대상으로 일반 길에서 슬로 조깅을 30분씩 주 3회, 총 12주간 실시한 그룹과 평소대로 생활한 그룹을 비교했습니다.

두 그룹을 대상으로 정기적으로 전두엽의 기능을 측정하는 테스트를 실시한 결과, 처음에는 두 그룹 모두 테스트 점수가 70점 정도였는데, 슬로 조깅을 한 그룹은 서서히 점수가 올라가, 12주째에는 만점에 가까운 성적이 나왔습니다. 슬로 조깅을 하면 전두엽 기능이 활성화해서 '뇌의 기능이 향상된다'는 것을 알 수 있었습니다.

또한, 고령이 되면 뇌의 용량이 줄어드는데, 운동이

슬로 조깅으로 전두엽 기능 테스트 점수가 향상되다!

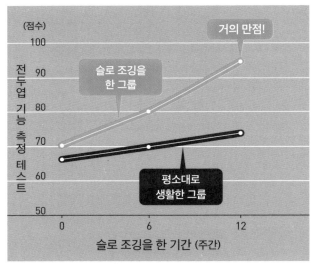

출처 : Harada T, Okagawa S,Kubota K: Neurosci. Res., 2004

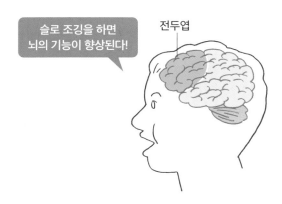

뇌의 용량에 미치는 영향을 조사한 흥미로운 연구도 있습니다. 이 연구에서는 60~70대의 고령자가 두 그룹으로 나뉘어, 한 그룹은 싱글벙글 속도에 해당하는 가벼운 운동을, 다른 그룹은 스트레칭 운동을 했습니다. 1회 운동 시간은 1시간으로 주 3회씩 6개월 동안 계속했습니다.

그 결과, 슬로 조깅 같은 운동을 한 그룹은 나이가 들면서 위축했던 뇌의 용량이 젊은이 못지않게 회복했습니다. 반면에 스트레칭을 한 그룹은 아무런 변화가 없었습니다. 슬로 조깅 같은 유산소 운동이 뇌세포의 수를 늘린다는 것이 증명된 것입니다.

달리기에 적합한 인간의 몸,
슬로 조깅으로 건강하게!

슬로 조깅은 마치 만병통치약처럼 질병의 치료와 예방에 효과가 있습니다. 근육과 뼈는 물론 심장을 강하게 하고, 혈관을 부드럽게 유지하며, 뇌세포도 증식시킵니다. 게다가 지구력을 높여 어떤 일에도 여유 있게 대처할 수 있게 됩니다. 도대체 왜 슬로 조깅을 하면 이처럼 신체 곳곳이, 나아가 뇌까지 활성화될까요?

근육은 사용하지 않으면 스스로 염증을 일으키는 물질을 생산하는데, 그 물질이 혈중에 분비되어 체내 세포를 손상시킨다는 설이 유력합니다. 또, 운동 부족에 의해 내장지방이 축적되면 내장지방에서도 염증을 일으키는 물질이 분비되어 세포 손상이 심해진다는 설도 있습니다.

사실, 우리 몸은 걷기보다 달리기에 적합하게 만들어져 있습니다. 인류에 가장 가까운 침팬지에 비해 인류는 다리가 길고 골반이 작습니다. 또, 아킬레스건이 길고 엉덩이의 근육과 등의 근육이 발달했습니다.

인류가 지닌 이런 모든 특성은 달리기에 적합합니다. 가령, 골반이 작아서 가슴과 허리 사이에 있는 배로 몸을 비틀 수 있고, 달릴 때는 보폭을 넓힐 수 있지요. 또, 아킬레스건은 걸을 때는 거의 사용하지 않지만 달릴 때는 스프링 역할을 해 줘서 효율적으로 달릴 수 있게 해 줍니다. 엉덩이 근육도 걸을 때는 거의 사용되지 않지만 달릴 때는 활동합니다. 그리고 달릴 때는 무거운 머리가 앞으로 기울어지므로 머리를 지탱하는 등 근육도 발달합니다.

우리 선조들은 사냥감을 찾아다니며 필사적으로 창을 던지고 도망가는 동물을 뒤쫓아 잡을 때까지 몇 킬로미터를 달려야 했습니다. 인류는 그런 '달리기' 생활을 오랫동안 하며 진화했던 것입니다.

현대인은 '운동 부족' 상태

우리 인류는 약 200만 년이라는 역사를 갖고 있습니다. 정신이 아득해질 오랜 역사이지요. 200m 트랙에 비유하자면, 그리스도의 탄생은 골 지점에서 불과 20㎝ 앞, 제2차 세계대전 종료는 1㎝도 안 되는 지점입니다.

인류 역사의 대부분은 기아와의 싸움과 노동에 쓰였습니다. 먹을 것이 비교적 풍부해진 근세 이후에도 일상생활에서 신체 활동량은 상당했던 것으로 추측됩니다. 자동차 등 교통수단이 등장하기 전에는 어딘가로 이동하려면 걸을 수밖에 없었기 때문입니다.

오른쪽의 그래프는 후쿠오카 시내에서 가장 오래된 초

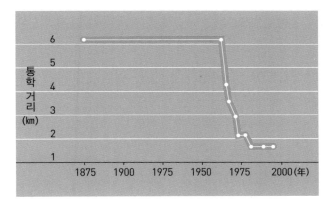

집에서 학교까지의 거리가
가장 먼 초등학생의 통학 거리

등학교에 다니는 학생들 중, 집에서 학교까지의 거리가 가장 먼 학생의 통학 거리 변천을 나타낸 것입니다. 현재는 1.7㎞이지만, 학교 창립 당시는 6.3㎞였습니다. 놀랍게도 1970년까지의 통학 거리는 창립 당시와 똑같습니다. 고도 성장기에 분교를 많이 설립하면서 1980년에 현재와 같은 수준이 되었습니다. 즉, 1970년 무렵까지는 5~6㎞ 거리를 걷는 것은 흔한 일이었다고 추측할 수 있습니다.

또, 일본인의 에너지 섭취량을 비교해 보면, 1980년 이

후에 1970년 이전보다 200~300㎉가 감소했습니다. 식욕은 운동량에 비례하므로 운동량도 그만큼 감소했다고 볼 수 있습니다. 200~300㎉를 보행 거리로 환산하면 8~10㎞에 해당합니다.

1970년 무렵까지는 당뇨병의 발병률이 매우 낮았지만, 1980년 이후에는 급격히 상승했습니다. 당뇨병의 발병 요인은 '유전, 과식, 운동 부족'인데, 이 가운데 1980년 이후 크게 변화한 요인이 '운동 부족'입니다. 일상생활에서 덜 움직이게 된 것이 건강에 나쁜 영향을 미친다고 할 수 있습니다.

기아와 노동에 견딜 수 있도록 진화한 인류가 신체 활동량이 나날이 줄어드는 현대 생활에 앞으로 적응할 수 있을지 의문입니다.

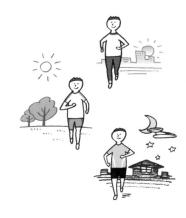

이웃집 슬로 조거
②

20대 여성 N씨

매일 야근을 계속하던 직장인 N씨(당시 27세)는 휴가를 내고 오래전부터 가고 싶었던 인도로 여행을 떠났습니다. 인도에서 N씨는 먹을 것도 집도 없이 생활하는 사람들을 보고 충격을 받았고, 풍족하게 살면서 아무 도전도 하지 않는 자신을 반성했습니다. 그리고 지금까지의 부정적 사고를 버리고, 새로운 각오로 마라톤에 도전하기로 했습니다.

달리기 경험이 없었기 때문에 처음에는 헬스장에 있는 러닝머신으로 20분 정도 달리는 것이 고작이었습니다. 그래도 일주일에 한 번, 헬스장에 함께 다니는 친구와 근처 공원까지 왕복 7㎞를 달리거나, 이른 아침에 조깅을 하거나, 비가 오는 날에는 슬로 스텝 운동(158~161쪽 참조)을 하면서 조금씩 슬로 조깅의 주행거리를 늘려갔습니다. 그 결과, 두 달 후에는 체중이 5㎏ 이상 줄었고 처음으로 마라톤도 완주할 수 있었습니다.

지금은 매일 8~9㎞씩 슬로 조깅을 하고 있는데, 달리기로 스트레스가 해소되어 컨디션도 좋아졌고, 일할 때 집중력도 예전보다 높아진 것을 실감합니다. 피부 상태도 좋아졌습니다.

N씨의 50대 어머니

N씨의 어머니(당시 55세)는 부인과 질환을 앓은 적이 있으며 그리 건강하고 활력 있는 상태가 아니었습니다. 그래서 슬로 조깅을 시작한 딸이 몰라보게 건강해지고 매일 즐겁게 달리는 것이 부러웠습니다.

그러던 중, 딸의 권유로 한 대학의 마라톤 공개강좌에 참석했습니다. 그리고 달리기를 시작했습니다. 처음에는 슬로 조깅으로 달리다 걷다를 반복했고, 차츰 주행거리를 늘려갔습니다.

4년이 지난 지금, 어머니도 매일 아침 4~5㎞를 달리는 것이 습관이 되었고, 아주 건강한 몸을 되찾았습니다.

슬로 조깅 FAQ

슬로 조깅에 대해 궁금한 모든 것

슬로 조깅을 시작했는데
'이런 때는 어떻게 해야 하지?'
의문이 들 때가 있습니다.
조깅 초보들이 슬로 조깅에 대해 궁금해하는
모든 질문에 답해 드립니다.
궁금증이 풀리면 달리기가 더욱 즐거워집니다.

Q₁

준비운동은 필요할까요?
조깅이 끝난 후에는?

Answer

준비운동은 필요 없습니다.
단, 슬로 조깅을 하고 난 후에는
스트레칭을 하는 게 좋습니다.

준비운동 없이
달릴 수 있는 것이 매력

준비운동은 '전력으로 달리기' 전에 하는 것입니다. 슬로 조깅 전에는 준비운동이 필요 없습니다. 오히려 슬로 조깅은 준비운동으로 활용되는 달리기이기도 합니다. 여러분은 아침 출근 시, 집을 나가기 전에 준비운동을 하지는 않을 것입니다. 슬로 조깅도 마찬가지라고 생각하면 됩니다.

굳이 말하자면, 슬로 조깅을 하기 전에 수십 미터 정도를 걷는 것이 좋습니다. 그리고 천천히 달리기 시작하면 그것으로 충분합니다.

반면, 달린 후에는 정리운동을 하는 게 좋습니다. 이른바 스트레칭을 하는 것입니다. 특히 넓적다리, 종아리, 엉덩이, 그 외에 슬로 조깅 시 사용한 부분들의 근육을 늘려 줍니다. 등 근육도 풀어 주고, 양팔을 위로 당겼

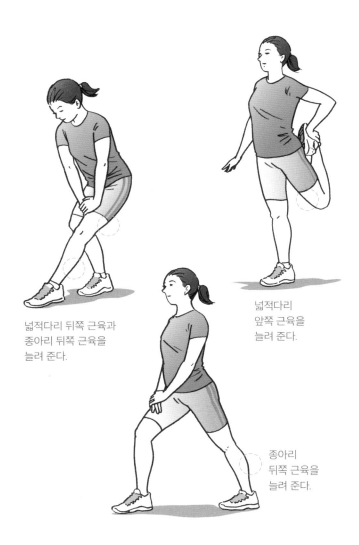

넓적다리 뒤쪽 근육과
종아리 뒤쪽 근육을
늘려 준다.

넓적다리
앞쪽 근육을
늘려 준다.

종아리
뒤쪽 근육을
늘려 준다.

다가 온몸의 힘을 빼 줍니다. 마지막으로 심호흡을 합니다.

정리운동을 하고 나서 샤워를 하면 몸도 기분도 상쾌합니다.

Q2

어떤 신발을
신으면 좋을까요?

Answer

슬로 조깅에는
굽이 낮은 조깅화를
추천합니다.

발바닥 앞부분 착지에
적합한 신발을 고른다

기본적으로 슬로 조깅을 할 때 신는 신발에는 어느 정도 돈을 투자해야 합니다.

일단 조깅화를 추천합니다. 스포츠용품 브랜드의 조깅화로, 지나치게 비싼 것보다는 적당한 가격대에서 자신의 발에 맞는 편한 신발이면 됩니다.

그런데, 현재 시중에서 판매되는 조깅화는 굽이 두꺼워 '발뒤꿈치' 착지를 유도합니다. 따라서 발바닥 앞부분으로 착지해야 하는 슬로 조깅에는 적합하지 않습니다.

슬로 조깅에는 굽이 낮고 발바닥 앞부분 착지(42~45쪽 참조)에 적합한 신발을 고르는 것이 좋습니다. 실제로 신어 본 다음, 발가락이 끼지 않고 편하게 발을 움직일 수 있는, 볼이 넓은 타입을 고르도록 하세요.

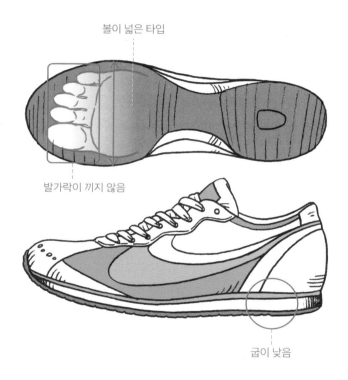

볼이 넓은 타입

발가락이 끼지 않음

굽이 낮음

Q3

어떤 복장으로
달리면 좋을까요?

Answer

땀을 잘 발산할 수 있는
운동복이라면
무엇이든 OK

땀을 잘 발산할 수 있는지가
가장 중요하다!

기본적으로는 티셔츠에 러닝 팬츠를 입고, 계절과 기후에 따라 필요한 경우 그 위에 운동복을 걸쳐 입으면 됩니다.

티셔츠는 얇고 땀을 잘 발산하는 소재가 좋습니다. 러닝 팬츠는 일반 타입과 다리를 압박하는 타이즈 타입이 있습니다. 타이즈 타입은 길이가 짧은 것, 무릎까지 오는 것, 발목까지 오는 것 세 종류가 있습니다. 저는 세 가지를 번갈아 입습니다. 무릎까지 오는 것과 발목까지 오는 것은 무릎을 보호해 주므로 부상 예방에 효과적입니다.

한편, 한여름에 땀복을 입고 달리는 사람이 있습니다. 절대 그렇게 하면 안 됩니다. 땀을 많이 흘리면 살도 잘 빠질 거라고 생각하는 사람들이 있는데, 그렇지 않습

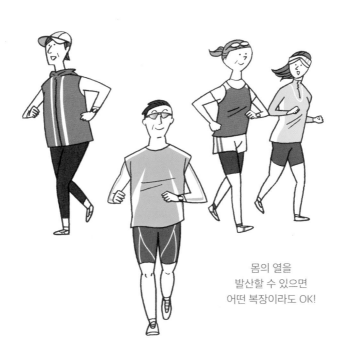

몸의 열을
발산할 수 있으면
어떤 복장이라도 OK!

니다. 사우나에서 땀을 흘리는 것과 마찬가지로 땀복을 입고 땀을 흘리는 것은 체중 감량에 도움이 되지 않습니다.

증발열로 신체의 열을 잘 발산할 수 있는 시원한 복장으로 쾌적하게 달리는 게 좋습니다. 자외선과 직사광선을 차단하는 모자를 쓰는 것도 잊지 마세요.

Q₄

아침, 낮, 저녁 중
언제 달리는 게 좋을까요?

Answer

언제 달리든 상관없습니다.
자신에게 맞는 시간대를 찾아서
매일 꾸준히 달리세요.

오랜 기간 꾸준히 달릴 수 있는
최선의 시간대를 찾자

슬로 조깅은 언제 해도 좋습니다.

시간에 여유가 있는 사람이라면 생각났을 때 언제든 해도 되고, 바쁜 사람이라면 매일 달리는 시간을 정해서 습관화하는 것이 좋습니다. 아무튼 오랜 기간 지속하는 것, 매일 꾸준히 달리는 것이 중요합니다.

굳이 말하자면, 이른 아침 공복시에 달리면 지방을 연소하기 쉬운 몸으로 변화될 가능성이 있습니다. 그러나 이것은 근소한 차이이며, 슬로 조깅으로 얻을 수 있는 전체 효과를 보면 언제 달리든 운동 효과는 거의 차이가 없습니다.

단, 여름철에는 한낮에 달리면 열사병에 걸릴 수도 있으므로 아침이나 저녁의 선선한 시간에 달리는 것이 좋습니다.

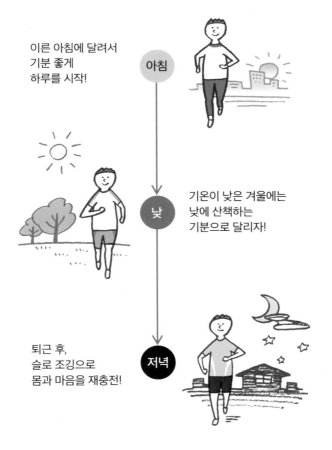

이른 아침에 달려서
기분 좋게
하루를 시작!

아침

기온이 낮은 겨울에는
낮에 산책하는
기분으로 달리자!

낮

퇴근 후,
슬로 조깅으로
몸과 마음을 재충전!

저녁

Q₅

식전에 달리는 게 좋을까요?
식후가 좋을까요?

Answer

언제 달리든 상관없습니다.
식사 직후에 해도 OK!

식전, 식후, 언제 달려도
혈당 수치가 내려간다!

식전에 달리면 몸이 혈당을 흡수하기 쉬운 상태에 있기 때문에 빠르게 혈당 수치가 내려갑니다. 한편, 식후 30분 정도 지나서 달리면 식사의 영향으로 인슐린이 분비되기 쉬운 상태라서 역시 빠르게 혈당 수치가 내려갑니다. 즉, 식전, 식후, 언제 달려도 혈당 수치를 낮추는 효과가 있습니다.

또, 격렬한 운동은 식후 2시간 정도는 지난 후에 해야 합니다. 식사 직후에 바로 격렬한 운동을 하면 소화 흡수를 위해서 내장에 모여 있던 혈액이 골격근으로 가게 되어 내장의 혈액이 부족해질 가능성이 있고, 소화에 방해가 될 수 있기 때문이지요.

그러나 슬로 조깅을 할 때는 그런 현상이 일어나지 않습니다. 식사 직후에 해도 괜찮습니다.

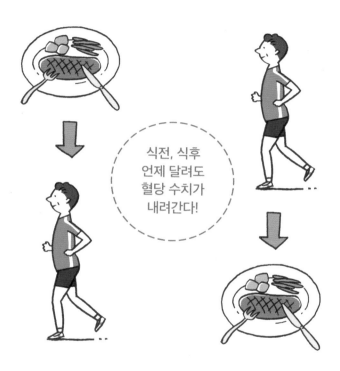

식전, 식후
언제 달려도
혈당 수치가
내려간다!

단, 식전에 슬로 조깅을 하면, 운동을 하고 나서 식사를 맛있게 할 수 있다는 장점이 있습니다. 특히 땀을 흘린 뒤에 마시는 맥주는 최고라고 할 수 있습니다.

Q6

어떤 코스를
달리면 좋을까요?

Answer

기분 좋게 달릴 수 있는
2~4㎞의 달리기 코스를
몇 개 만들어 보세요.

오르막, 내리막이 있는 코스도 설정해 보자

추천 코스는 초록이 많은 곳이나 강변, 해변입니다. 자연 속을 달릴 수 있는 코스에서는 기분 좋게 땀을 흘릴 수 있습니다.

하지만 주택가나 동네를 달리는 것도 나름대로 즐겁습니다. 특히 잘 모르는 동네는 자동차나 자전거가 아닌 자신의 다리로 달리면서 동네를 구경하는 맛이 있지요. 출장이 잦은 저의 즐거움 중 하나가 슬로 조깅을 하면서 그곳을 관광하는 것입니다.

평소 운동할 때는 집 주변에 2~4㎞의 달리기 코스를 몇 개 만들어 두면 좋습니다. 지도 앱이나 달리기 앱을 이용하면 달리기 좋은 길도 쉽게 알 수 있고 이동 거리도 쉽게 측정할 수 있으니, 그런 것들을 활용해 자기만의 코스를 만드는 것도 한 방법입니다.

또, 평지뿐만 아니라 적당히 오르막과 내리막이 있는

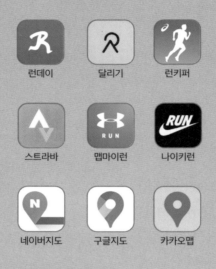

런데이 달리기 런키퍼

스트라바 맵마이런 나이키런

네이버지도 구글지도 카카오맵

각종 달리기 앱이나 지도 앱을 활용해서
자신에게 맞는 달리기 코스를 만들어 보자.

코스도 설정하세요. 오르막길에서는 보폭을 평지의 절반 정도로 해서 천천히 달립니다. 내리막길에서는 거꾸로 보폭을 약간 넓혀서 속도를 냅니다.

중요한 것은 숨이 거칠어지면 안 된다는 사실입니다. 오르막도 내리막도 싱글벙글 속도로 콧노래를 부르면서 슬로 조깅을 하는 게 중요합니다. 잊지 마세요.

Q₇

음악을 들으면서
달려도 될까요?

Answer

물론 됩니다.
단, 코스에 따라서는
차량에 주의해야 합니다.

매일 기분 좋게 달릴 수 있도록
궁리하는 것이 중요!

슬로 조깅은 걷기와 마찬가지로 심신에 부담이 없고 여유가 있어서 지루할 수 있으므로 '무언가를 하면서' 달릴 것을 권합니다. 음악이나 라디오, 유튜브 방송, 오디오북 등을 들으면서 기분 좋게 달려 보세요.

즐겨 듣는 유튜브 방송이나 오디오북을 듣다 보면 30~60분이라는 시간은 눈 깜짝할 사이에 지나갑니다. 달리기가 지겨워질 가능성도 낮아집니다. 따라서 혼자 운동하는 경우에도 매일 달릴 수 있는 동기부여를 유지할 수 있을 것입니다.

단, 이어폰을 사용하면 자동차나 자전거가 많은 코스에서는 세심한 주의가 필요합니다.

참고로, 저는 의뢰받은 원고의 아이디어를 생각하면서 달립니다. 그러면 시간이 금방 지나갑니다.

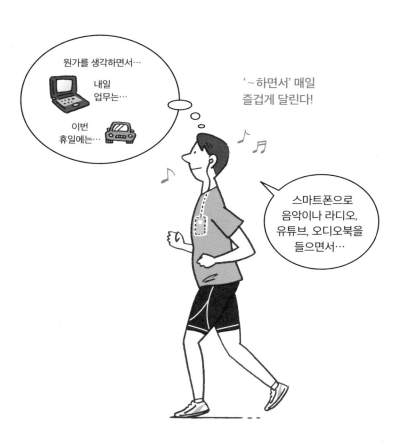

뭔가를 생각하면서…
내일
업무는…
이번
휴일에는…
'~하면서' 매일
즐겁게 달린다!
스마트폰으로
음악이나 라디오,
유튜브, 오디오북을
들으면서…

Q8

좀 더 빨리
달리고 싶어지면…

Answer

숨차지 않도록,
심장박동이 빨라지지 않도록
주의하면서
속도를 올리세요.

'지근'으로 달릴 수 있는 범위에서
속도를 올리자!

슬로 조깅을 시작하고 몇 주가 지나면 맨 처음 달리기를 시작했을 때와 같은 속도로는 만족할 수 없게 될 수 있습니다. 빨리 달리고 싶어지는 것은 당연하므로 조금 속도를 올려 봅니다. 단, 호흡이 거칠어지지 않도록, 심장박동이 빨라지지 않도록 주의해야 합니다.

우리 몸의 근육은 지구력이 있고 쉽게 지치지 않는 '지근'과 순간적으로 큰 힘을 낼 수 있지만 쉽게 지치는 '속근'으로 이루어져 있다고 했습니다(37~40쪽 참조). 속근이 쓰이기 시작하면 호흡이 거칠어지고 심장박동도 빨라집니다.

슬로 조깅을 할 때는 가능한 한 속근을 사용하지 않는 주법으로 달려야 합니다. 빨리 달리고 싶어져도 이 점만은 거듭 주의해서 속도를 올리도록 합니다.

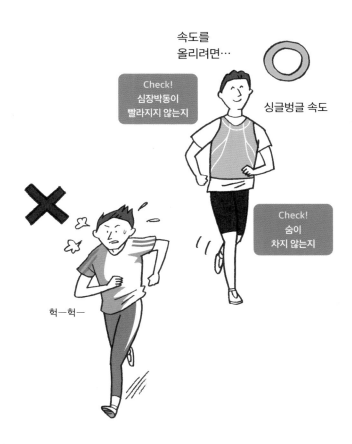

Q9

비 오는 날은 어떻게
운동하면 좋을까요?

Answer

슬로 조깅을 대신할
슬로 스텝 운동을
추천합니다.

슬로 조깅과 같은 효과를 기대할 수 있는 슬로 스텝 운동

건강을 유지하기 위해서는 가능한 한 매일 슬로 조깅을 하는 게 좋습니다. 그러나 비가 오는 날이 계속되면 슬로 조깅을 하기가 어렵습니다. 또, 무더운 여름날이나 한겨울 눈이 쌓였을 때는 실외 운동이 오히려 몸에 안 좋거나 위험할 수 있습니다. 그런 때에 추천하는 것이 실내에서 할 수 있는 '슬로 스텝 운동'입니다.

먼저, 20㎝ 높이의 스텝 박스를 준비합니다. 슬로 스텝 운동은 스텝 박스 위를 반복해 오르내리는 운동으로, '하나, 둘, 셋, 넷' 네 박자에 걸쳐서 스텝 박스를 올라갔다가 내려옵니다.

이것을 1세트로, 1세트씩 번갈아 가며 올라가는 다리를 바꿔 줍니다. 즉, 첫 세트에는 오른쪽 다리부터 올라갔다면 두 번째 세트에는 왼쪽 다리부터 올라갑니다.

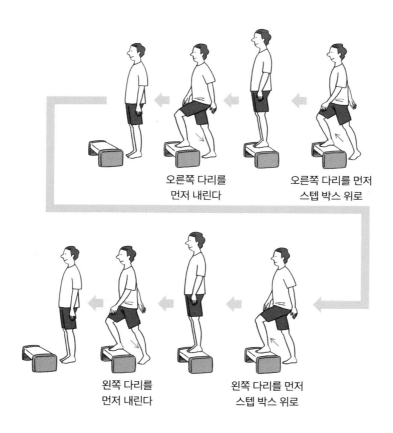

오른쪽 다리를
먼저 내린다

오른쪽 다리를 먼저
스텝 박스 위로

왼쪽 다리를
먼저 내린다

왼쪽 다리를 먼저
스텝 박스 위로

올라갔다 내려가는 속도는 음악이나 메트로놈으로 조절합니다. 1분에 15회를 오르내리면 시속 4㎞, 25회 오르내리면 시속 6㎞, 30회 오르내리면 시속 7㎞의 슬로 조깅과 속도가 같습니다.

좋아하는 TV 프로그램이나 유튜브 방송을 보면서 운동하면 기분 좋게 30분~1시간의 슬로 스텝 운동을 할 수 있습니다. 무릎이나 허리가 아픈 사람도 안전하게 몸을 지탱할 수 있는 무언가를 붙잡아서 무릎과 허리에 부담을 줄이면 어렵지 않게 할 수 있습니다.

Q10

술과 담배는
끊는 것이 좋을까요?

Answer

술은 적당히 마신다면 OK.
담배는 끊는 게 좋습니다.

금연하지 않으면
달릴 수 없는 건 아니지만…

술은 과음하지 않는 이상 괜찮습니다. 물론 운동 전에는 삼가야 합니다. 거듭 말하지만, 운동을 끝내고 마시는 술맛이 각별합니다.

담배는 백해무익하다고 할 수 있습니다. 담배를 끊지 않으면 슬로 조깅을 할 수 없는 것은 아니지만 건강을 생각해서 마음먹고 슬로 조깅을 시작했다면 과감히 금연하는 것이 좋지 않을까요.

제가 만난 환자 중에 고혈압에 고지혈증을 앓고 있으며 비만인데, 담배를 도저히 끊을 수 없는 사람이 있었습니다. 그런데 슬로 조깅을 3개월 계속하자 앓고 있던 질병이 전부 개선되었습니다. 5개월 후에는 풀 마라톤 완주까지 했습니다. 하지만 술과 담배는 이전과 똑같이 했습니다.

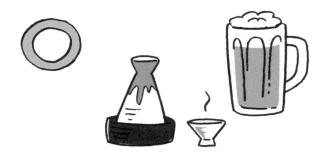

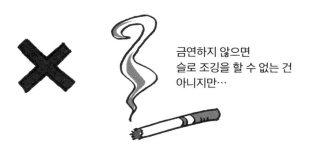

금연하지 않으면
슬로 조깅을 할 수 없는 건
아니지만…

그래도 슬로 조깅을 꾸준히 해서 체력이 점점 향상되었고, 8개월 후에는 풀 마라톤을 4시간 만에 완주할 수 있게 되었습니다. 그리고 몇 년이 지나자 건강의 소중함과 감사함을 깨달았는지 마침내 금연에 성공했습니다.

아이들에게도
'힘들지 않은' 슬로 조깅을!

아기는 두 다리로 설 수 있게 되면 자주 종종걸음으로 달리려고 합니다. 왜 달리는 걸까요? 속도가 느리면 달리기에 비해 걷기가 훨씬 에너지 소비가 적은데 말이죠 (29~32쪽 참조). 아마 아기들은 자기가 가고자 하는 곳에 자기 의지로 갈 수 있다는 것에 '쾌감'을 느끼기 때문에 달려서 가는 것일 겁니다.

오른쪽 그래프에서 보듯, 초등학생들과 중학생들에게 달리기를 좋아하는지 싫어하는지 물으면 초등학교 3학년까지는 '좋아한다'고 대답하는 학생이 단연 많고, '싫어한다'고 말하는 학생은 거의 없습니다.

'달리기'를 좋아합니까?

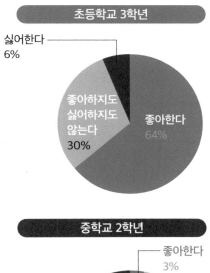

초등학교 3학년

싫어한다
6%

좋아하지도
싫어하지도
않는다
30%

좋아한다
64%

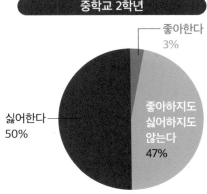

중학교 2학년

좋아한다
3%

싫어한다
50%

좋아하지도
싫어하지도
않는다
47%

출처 : 후쿠오카대학 신체활동연구소 자료.
(2009년 조사, 초등학교 3학년 61명, 중학교 2학년 34명 대상)

그런데 고학년으로 올라갈수록 달리기를 좋아한다고 대답하는 학생은 줄어들어서, 중학교 2학년 때는 절반이 싫다고 대답합니다.

그 이유는, '달리기가 힘들기 때문'입니다. 아마도 그것은 학교의 교육 방침으로 달리기를 통해 학생들의 지구력과 '인내력'을 향상시키려고 한 것이 원인일 것입니다.

2장에서 이야기했듯이 건강을 위해서, 또 생활의 질을 높이기 위해서 달리기 습관만큼 가치 있는 것은 없습니다. 아이들에게도 즐겁게 이야기하며 달릴 수 있는, '힘들지 않은' 슬로 조깅을 권해 봅시다.

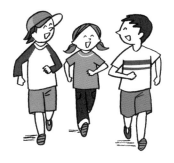

이 책을 읽은 독자 여러분, 슬로 조깅 주법과 그 효과를 잘 이해하셨는지요? 나카무라 사토시 씨의 친절한 일러스트 덕분에 활자로 완벽히 전달할 수 없는 부분이 많이 보완되었습니다. 독자 여러분의 이해에 큰 도움이 되었을 거라 생각합니다.

슬로 조깅은 언제 어디서나 쉽게 할 수 있는 운동입니다. 두 다리만 있으면 누구나 힘을 들이지 않고 쉽게 할 수 있습니다. 달리며 건강을 얻고, 봄, 여름, 가을, 겨울, 계절의 변화를 민감하게 느끼며 풍경까지 즐길 수 있습니다.

여행을 떠나서도 지역의 명소와 고적, 경치가 뛰어난 곳을 슬로 조깅으로 관광하는 것도 좋습니다. 저는 출장지에서 슬로 조깅을 즐겨 합니다. 예컨대 저는 교토에서는 가모가와강 주변과 고쇼(메이지 천황이 거주하던 곳)에서, 오사카에서는 오사카성 주변에서 슬로 조깅을 했습니다.

러닝화 하나만 있으면 할 수 있는 슬로 조깅. 어린아이부터 어른까지 모두가 즐길 수 있는 스포츠입니다. 할아버지, 할머니가 손자, 손녀와 슬로 조깅을 하는 광경은 제가 꿈꾸는 이상적인 모습입니다.

유튜브에 田中宏暁 slow jogging이나 田中宏暁スロージョギング(다나카 히로아키 슬로 조깅)으로 검색하면 제가 슬로 조깅 주법을 설명하고 시연하는 영상을 볼 수 있을 것입니다. 그 영상을 통해 좀 더 구체적인 슬로 조깅 방법을 알 수 있을 것입니다. 참고하시기 바랍니다.

다나카 히로아키

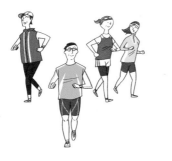

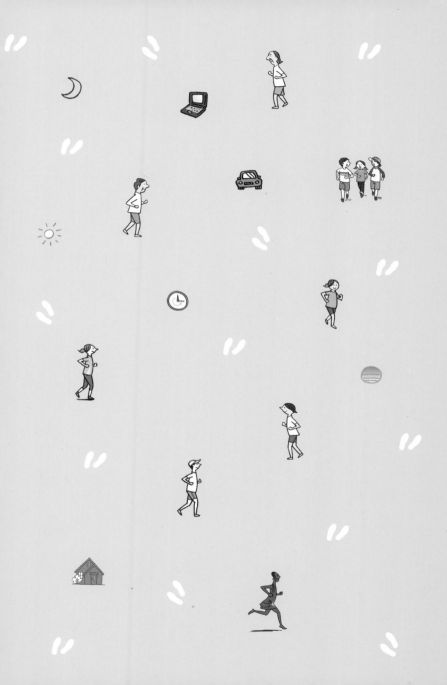

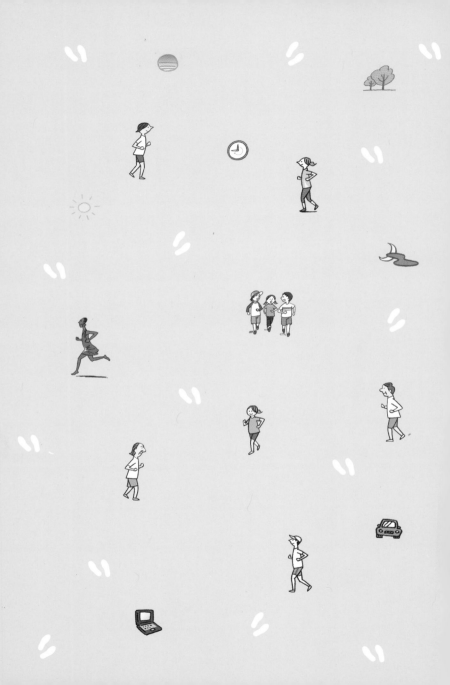